景录先医案

姚晓静　马占英　编著

马文瑞　协编

学苑出版社

图书在版编目（CIP）数据

景录先医案/马占英编著.—北京：学苑出版社，2021.9

ISBN 978－7－5077－6207－5

Ⅰ.①景…　Ⅱ.①马…　Ⅲ.①医案－汇编－中国－现代　Ⅳ.①R249.7

中国版本图书馆 CIP 数据核字（2021）第 141045 号

责任编辑： 黄小龙　高　赫

出版发行： 学苑出版社

社　　址： 北京市丰台区南方庄 2 号院 1 号楼

邮政编码： 100079

网　　址： www.book001.com

电子邮箱： xueyuanpress@163.com

销售电话： 010－67601101（销售部）、010－67603091（总编室）

印 刷 厂： 北京兰星球彩色印刷有限公司

开本尺寸： 880mm×1230mm　1/32

印　　张： 8.75

字　　数： 189 千字

版　　次： 2021 年 9 月第 1 版

印　　次： 2021 年 9 月第 1 次印刷

定　　价： 68.00 元

景录先教授简介

景录先，女，1952年生，中医主任医师，教授，曾任北京中医药大学医疗管理处处长、北京中医药大学国医堂门诊部主任，曾兼任中华中医药学会内科学会常委、副秘书长，世界中医药联合会内科糖尿病专业委员会常委，北京中医药学会糖尿病专委会委员，北京医学伦理学会常委、副秘书长，国家自然基金中医科研项目的评审专家，国家食品药品管理局保健品评审专家。

景录先教授1973年考入河南中医学院（现河南中医药大学），在校期间得到多位大师级老师的亲自授课和辅导，得其口传心授。良好的学习环境、名师的悉心指导，加上聪颖好学的天资和学医救人的决心，使得景教授在学习中废寝忘食、奋发专研，系统学习了中医的四部经典，还自学了《难经》《脾胃论》《本草备要》《汤头歌诀》《濒湖脉学》《药性赋》《医林改错》《景岳全书》《医学衷中参西录》《妇人良方大全》《经方要义》《医宗金鉴》等医学经典，为其以后的医疗临床应用等奠定了坚实的理论基础。

1976年，景教授毕业分配到河南豫北医专（现新乡医学院），任中医临床教师。她珍惜中医教学工作，认真备课，虚心向其他老师学习，耐心地给学生讲解中医理论基础并带实践。1979年调入北京中医学院（现北京中医药大学）一直至今。景教授1984年拜国医大师吕仁和教授为师，跟随吕老出内分泌门诊、查房，学习糖尿病及其并发症以及各种肾病、甲状腺疾病等疾病的诊治，对吕老研制的清热止消丸、益气止消丸、活络止消丸进行了系统地临床观察总结。对吕老治疗糖尿病的"二五八"方案、"药队论治""三自如意表""以虚定型，以实定候"等经验熟练掌握，临床水平不断提高。1990年跟随中国工程院院士王永炎教授临床出诊，学习中医脑病的辨证论治经验与规范化的诊疗。其后，景教授参加了全国中医医院急诊必备中成药的遴选与评审工作，并参加了国家中医药管理局组织的《中医医疗事故纠纷的防范与处理》《中医急诊医学》，以及国家中医药管理局组织，中华中医药内科学会主任委员王永炎教授主持、起草的中华人民共和国中医药行业标准（ZY、GB）等工具书如《中医临床诊疗术语·治法部分》，王院士组织的《中医内科学》等中医药院校高级参考书的编写工作。这些工作，使她的中医专业水平和医政管理能力得到了进一步提高。景教授还拜北京中医药大学国医堂中医门诊部皮肤科名老中医专家姚高升教授为师，学习常见、多发皮肤病的诊治，如湿疹、荨麻疹、牛皮癣等，加上自己多年临床经验，形成了自己独特的诊疗风格，疗效也非常显著。景教授1995年在中国人民大学行政系硕士研究生班学习结业。景教授在北京中医药大学从事教学、科研、医疗和行政管理工作30多年，她一边负责北京中医药大学三个附属医院的医政管理工作，一边出门诊为患者诊治，并坚持做医学科学研究，主持承担国家自然基金课题、"十一五"国家科技支撑计划等科研课题10多项，出版专业、科普著作40多部，发表论文50

多篇。

　　景教授治学态度严谨，实事求是，不轻率苟同、盲目随从，对技术精益求精、一丝不苟。她坚持"学经典，多临床，跟名师"，反复学习，潜心钻研中医经典著作。她提倡学习现代西医知识为我所用，西为中用，中西医结合。她对常见病、多发病、疑难杂症都有自己独特的诊疗方法，常选用名方、自拟方、时方在临床上相融运用，在辨证精准的基础上应用单味药屡见奇效。她重视饮食调理和心理疏导，常对患者进行指导。她重视中药炮制，注重中药气味的应用，认为中医必须学习好中药知识，并在临床上运用好，方能疗效好。

　　景录先教授在40余年的行医过程中，对中医内科、外科、妇科、儿科、皮肤科、内分泌科的诊治和研究积累了丰富的经验，并形成了自己独特而珍贵的学术思想体系。景教授医德高尚、医术精湛，为人谦和、乐于助人，对病人热忱而耐心负责任，对学生严格要求，倾囊相授、言传身教，堪称中医学者的典范。

序

　　中华医学源远流长，长久以来，中医主要靠师带徒的方式传承，师承教育为中医的发展做出了巨大贡献。中医师承是一项以继承发展中医药事业为宗旨，以培养和造就新一代中医专家为目标的高起点的继续教育。指导老师和继承人都怀着对中医药事业的强烈事业心和使命感投入到教学实践中，师者精心授业，学者刻苦研习。继承人通过指导老师的口传心授和临床实践，悉心学习，反复揣摩，使指导老师的学术思想和技术专长得到传承，其自身的临床能力也得到显著提高。

　　我有幸成为马占英同志的指导老师，三年来朝夕相处，共同努力，确保带教时间，强化继承教学过程，使各项教学计划得到了有效实施。马占英同志为人真诚谦和，勤奋好学，尊敬师长，虚心求教，临床上业务技术娴熟，医德高尚，深受患者的欢迎。他学习认真，善于总结，将带教过程中的病案细心整理，深入思考，汇编成本书，使我深感欣慰。

　　围绕中医基础理论如何更好地指导临床诊疗实践这个中心，我们通过本书，将一些临床病例以及诊治过程中的心得向诸位同道分享，以作交流，如读者诸君对本书中的内容另有见解，欢迎指教。

　　在本书脱稿之际，愿为之序。

北京中医药大学教授、主任医师　景录先

2021 年 5 月

前　言

　　通过跟随导师景录先教授临床师承学习三年，我更加热爱中医药事业，更加体会师承的重要性与必要性，学习了中医药治疗内科、外科、妇科、儿科、皮肤科、内分泌科、风湿科病症，对糖尿病及其并发症、甲状腺功能亢进、甲状腺功能减退、甲状腺结节、子宫肌瘤、多囊卵巢综合征、乳腺结节、高血压、冠心病、哮喘、咳嗽、中风、胃肠疾病、浅表性胃炎、萎缩性胃炎、反流性食管炎、反流性胃炎、急慢性肾病、水肿、抑郁、焦虑、痛证、癫证、失眠、妇科病、更年期综合征、男女不孕不育症、肝胆疾病进行治疗。亲眼见到师父使病人很快痊愈，立竿见影，使我立志要学习好、传承好景教授的宝贵经验，并将之发扬光大。我跟师学习期间，景教授严格要求、认真教授，以"大医精诚"要求我做一个医德高尚、医术精湛的好中医。

　　通过跟师临床学习，巩固了我的中医基本功底，学习老师的临床经验，使我的诊疗水平有了很大提高。今后，我要更加努力学习，提高业务能力，为广大患者服务，为其减除病痛，更好地弘扬中医药精神、传承中医药事业，为振兴中医药而奋斗。

　　三年时间转瞬即逝，回首拜师之日就像昨天。三年跟师学习中，我非常感谢我的恩师景录先教授。景教授为一代名家，为人师表，医德高尚，医技精湛，和蔼热忱，学识渊博，在跟师出诊、完成作业过程中，学习了师父的做人、做事、做学问的态度。这在我临床学习与实践中是极为重要的一段经历，谢谢恩师！

感谢朝阳区卫健委各位领导、中医药科冯传友科长、中医协会各位老师等为我们提供了一个良好的学习平台，为我们师承工作顺利进行而尽心尽力。

感谢我所在的单位领导——北京朝阳区崔各庄社区卫生服务中心孙艳华院长及医务科的诸位领导，也要感谢我的同事们对我师承学习的支持。

感谢所有帮助我的人，没有大家的支持和付出就不会有我的收获，我的收获也是大家的收获。今后，我会继续努力，将平生所学应用于临床，更好地为患者服务，为医院增光。

《景录先医案》共收录我三年跟师临床医案 140 例、病证46 个，以医案、跟师体会、按语组成，以中医理论与实践相结合，反映中医辨证论治和理法方药特点，运用经方、时方、经验方诊治临床常见病、多发病、疑难杂症。对中医学生、初学者及西医学习中医者学习中医临床知识，均有较好的参考价值。由于笔者对景教授学验掌握尚欠完整、认识还较肤浅，且时间仓促，可能存在一些不足之处，敬请广大读者多提宝贵意见。

马占英

2020 年 8 月

目　录

一、咳嗽（3 例）

[病例 1] 患者李某，男，44 岁，2018 年 10 月 10 日初诊。

主诉 咳嗽 1 个月。现病史：干咳，咽干疼，无痰，胃反酸，便秘，失眠，急躁。

四诊信息 舌红苔薄白裂纹齿印，脉弦细。

中医诊断 咳嗽病，为肺肾阴虚型。

西医诊断 咽炎，支气管炎。

治法 养阴润肺，止咳。

方剂 百合固金汤合黛蛤散加减化裁。

组成

桔梗 10g　生地黄 30g　麦冬 10g　玄参 15g　百合 20g　熟地黄 15g　白芍 15g　盐知母 15g　当归 15g　陈皮 10g　醋柴胡 10g　醋香附 15g　黄芩 15g　芦根 30g　黛蛤散 10g　煅瓦楞子（先煎）30g　黄连 9g　制吴茱萸 4g　炒麦芽 30g　炒神曲 20g　黄柏 15g　生甘草 10g

7 副　一日一剂　水煎服

2018年10月17日二诊：咳嗽、咽干、反酸明显好转。复予上方7副，一日一剂，水煎服。后访痊愈。

方药分析 百合固金汤功效：滋阴润肺止咳。主治：阴虚咳嗽，符合本病证。

百合固金润肺止咳，生熟地黄滋肾润肺，玄参滋阴润燥，贝母止咳润肺，桔梗、甘草宣肺止咳，麦冬、白芍、当归滋阴润燥、止咳，知母清热，柴胡、香附解郁舒肝，黄芩清肺热，芦根生津止咳，黄连清胃热，吴茱萸防胃寒，黄柏清下焦热，麦芽、神曲消化健脾养胃，黛蛤散清肝热润肺，煅瓦楞子收敛制酸。

跟师体会 景教授应用百合固金汤治疗肺阴虚的燥咳，收到很好的疗效，清热润肺止咳且保护胃不受寒，使病人很快痊愈。

[**按语**]《素问·咳论》曰：五脏六腑皆令人咳；岁金太过燥气流行……甚则咳逆气。本案患者咳嗽月余不愈，为肺肾阴虚，当滋阴润肺，所用药物为百合固金汤加减养阴润肺。患者干咳、咽干痛、便秘、失眠说明有肝火旺，故酌加清肝利肺、降逆除烦的黛蛤散。

[**病例2**] 患者某，男，3岁，2017年5月3日初诊。

主诉 患者家属叙述孩子感冒1周未愈，近日加重，咳嗽，咽痒，咽干，大便通，纳差，周身乏力。

四诊信息 舌质红，苔厚腻，脉滑。

中医诊断 咳嗽病，属痰热壅肺。

西医诊断 支气管炎，哮喘。

治法 宣肺降气，清热化痰。

方剂 桑菊饮合二陈汤加减。

组成

金银花 6g　连翘 10g　麦冬 10g　薄荷 10g　桔梗 6g　杏仁 4g　陈皮 6g　芦根 15g　焦三仙各 6g　地龙 4g　生甘草 6g　清半夏 4g

14 副　一日一剂　水煎服

方药分析 桑菊饮功效：疏风清热，宣肺止咳。主治：风热咳嗽证。符合本病证。

二陈汤功效：燥湿化痰，理气和中。主治：湿痰咳嗽证。符合本病证。

桑叶疏散风热、清肺润燥，连翘、金银花清肺热，麦冬滋阴润肺，薄荷辛凉宣肺止咳，生甘草、桔梗宣肺止咳，杏仁宣肺降气止咳，芦根清肺生津润肺滋肺阴，陈皮健脾理气，焦三仙健脾化食和调中，地龙止痉咳，茯苓健脾渗湿，清半夏祛燥湿化痰。

跟师体会 景教授对小儿的诊治非常认真，从舌、脉、指纹仔细分析，根据小儿特点，药物用量准确。景教授教导我说："小儿为哑科，诊治要认真仔细。小儿五脏六腑发育未成，要保护胃气，健脾助消化通便。"

[**按语**]《素问·阴阳应象大论》所谓"壮火食气"，火热太过而受损伤，肺为娇脏，不耐寒热，火热太盛，损伤肺金，肺火宣降而上逆，故咳嗽气喘。

[**病例 3**] 患者付某某，女，33 岁，2019 年 7 月 24 日

初诊。

主诉 咳嗽 2 周。现病史：咳嗽，黄黏痰，咳痰重浊，疲劳乏力，纳差。有产后贫血史。

四诊信息 舌质暗，苔白厚腻，脉滑。

中医诊断 咳嗽，为痰湿蕴肺型。

西医诊断 支气管炎。

治法 宣肺止咳，祛痰健脾。

方剂 二陈汤加清金化痰丸加减。

组成

清半夏 9g　厚朴 20g　化橘红 15g　茯苓 20g　党参 30g　桔梗 10g　浙贝母 15g　全瓜蒌 30g　胆南星 10g　陈皮 15g　炒薏苡仁 30g　炒苦杏仁 10g　地龙 15g　紫苏梗 15g　焦山楂 15g　炒神曲 20g　葛根 30g　射干 10g　黄芩 15g　炒牛蒡子 20g　紫苏叶 15g　生甘草 10g

14 副　一日一剂　水煎服

2019 年 8 月 7 日二诊：服药后咳痰减少，便仍不爽。上方加苏子 10g，莱菔子 10g，14 副，水煎服，一日一剂。

2019 年 8 月 21 日三诊：服药后咳嗽痊愈。上方去胆南星、浙贝母、地龙、射干，14 副，一日一剂，水煎服，以巩固疗效。

方药分析 二陈汤功效：健脾化痰止咳平喘。主治：痰湿咳嗽，符合本病证。

半夏降逆祛痰，化橘红健脾化痰，茯苓利水化痰，厚朴行气健脾，党参补中健脾，桔梗宣肺止咳，瓜蒌宽胸化痰，浙贝母化痰止咳，胆南星清热化痰，黄芩清上焦湿热，射干、牛蒡子利咽，苏叶疏散风寒、理气，苏子、莱菔子降气化痰消食，止咳，甘草调和诸药。

跟师体会 对于湿热蕴肺咳嗽，景教授多用二陈汤加减燥湿化痰，理气和中治疗，临床疗效很好，辨证加化痰止咳药物治疗，病人咳嗽很快痊愈。

[**按语**]《素问·咳论》指出咳嗽由皮毛先受邪气，邪气以从其合也；五脏六腑，皆令人咳，非独肺也；皆聚于胃，关于肺。《医学心悟》曰：肺体属金，譬若钟然，钟非叩不鸣，风寒暑湿燥火六淫之邪，自然去之则鸣，劳欲情志，饮食炙煿之火，自内攻之则亦鸣。《医学入门·咳嗽》曰：新咳有痰者外感，随时解散，无痰者便是火热，只宜清之。久咳有痰者燥脾化痰……

二、头痛（3 例）

[**病例 1**] 患者刘某某，男，25 岁，2018 年 7 月 11 日初诊。

主诉　头痛 1 周，无外感症状。现病史：头痛，头胀，干呕，汗出，精神紧张，测血压正常。

四诊信息　舌质暗，舌体胖大，苔白厚腻，脉弦滑。

中医诊断　头痛，为血瘀型头痛。

西医诊断　脑腔梗。

治法　活血化瘀，通窍止痛。

方剂　通窍活血汤合柴胡舒肝散加减。

组成

醋柴胡 10g　醋香附 15g　郁金 20g　当归 15g　川芎 15g 天麻 15g　赤芍 15g　醋延胡索 20g　地龙 15g　全蝎 3g　生黄芪 30g　干姜 15g　竹茹 10g　升麻 6g　桃仁 10g　桂枝 10g 葛根 30g　姜黄 15g　薄荷 10g　炙甘草 10g　红花 10g

7 副　一日一剂　水煎服

2018 年 7 月 18 日二诊：服药后，头痛减轻多半，有时不痛。上方去葛根，加石菖蒲 15g，干呕已消，故去竹茹，7 副，一日一剂，水煎服。

2018年7月25日三诊：服药后，头痛完全好。上方改升麻10g，姜黄10g，去薄荷、桃仁、全蝎，7副，一日一剂，水煎服，巩固疗效。后访，痊愈。

方药分析　通窍活血汤功效：活血通窍止痛。主治：头痛证。符合本病证。

柴胡舒肝散功效：舒肝解郁，理气。主治：肝郁气滞证。符合本病证。

柴胡、香附、郁金疏肝理气，川芎、红花、桃仁、姜黄、地龙、全蝎活血通络止痛，延胡索理气止痛，天麻平肝止痛，防风祛风止痛，黄芪补气健脾，干姜温中散寒止痛，葛根生津平肝，石菖蒲醒脑通窍，薄荷清肝，桂枝通阳，甘草调药。

跟师体会　景教授对于头痛，能辨证运用通窍活血汤加柴胡舒肝散治疗，收到舒肝解郁活血治头痛功效。

[**按语**]《素问·奇病论》曰：人有病头痛，以数岁不已，此安得之？名为何病？岐伯曰：当有所犯大寒，内至骨髓，髓者以脑为主，脑逆故令头痛，齿亦痛，病名曰厥逆。《素问·藏气法时论》曰：肝气逆则头痛。《灵枢·厥病》曰：厥头痛，头脉痛，心悲善泣，视头动脉反盛者，刺尽去血，后调足厥阴。说明肝气上逆，肝阳上亢，脉络瘀阻致头痛。

[**病例2**] 患者周某某，女，37岁，2019年8月14日初诊。

主诉　头痛、头晕3个月。现病史：头痛，头晕，心慌，月经量少，疲劳乏力。

四诊信息 舌质暗，苔薄白，脉细缓弦。

中医诊断 头痛，为血虚型。

西医诊断 神经性头痛。

治法 养血补气，和络止痛。

方剂 当归补血汤合四物汤、生脉饮加减。

组成

党参 30g　茯苓 20g　当归 15g　白芍 15g　醋延胡索 30g　升麻 10g　天麻 20g　生黄芪 30g　醋五味子 10g　麦冬 15g　酒黄精 15g　陈皮 15g　醋青皮 15g　仙鹤草 20g　干姜 10g　竹茹 10g　炙甘草 10g

14 副　一日一剂　水煎服

2019 年 8 月 28 日二诊：服药后，头痛、头晕减轻。上方加茯苓 10g，14 副，一日一剂，水煎服。

2019 年 9 月 11 日三诊：服药后头痛已好，稍有头晕，心慌已稳，有力气。上方继服，巩固，14 副，一日一剂，水煎服。后访，已痊愈。

方药分析 当归补血汤功效：补气生血。主治：气血虚证。符合本病证。

党参、黄芪补气养血，当归、白芍补血养阴，当归补血汤再合四君子汤益气健脾。中医认为气行则血行，气为血帅，血为气母。元胡理气止痛，升麻健脾升阳，天麻平肝潜阳，生脉饮具有益气复脉养阴生津之功效。五味子、麦冬、黄精滋补阴精，陈皮理气健脾，青皮破气舒肝，仙鹤草除能凉血、止血外，并能改善体力，增强人体的免疫功能。干姜温中调中，竹茹止呕，甘草调药。

跟师体会 对气血虚，景教授喜用补气养血的当归补血汤、四君子汤、生脉饮合方治疗，且疗效满意。

[**按语**]《素问·风论》曰：风气循风府而上，则为脑风。《景岳全书·头痛》曰：凡诊头痛者，当先审久暂，……久病者，必兼元气。……其有久病者，则或发或愈，……所以暂病者当重邪气，久病者当重元气，此固其大刚也。然亦有暂病而虚者，久病而实者，又当因脉，因证而详辨之，不可执也。

[**病例 3**] 患者张某，男，40 岁，2019 年 3 月 27 日初诊。

主诉 头痛 20 余年。现病史：偏头痛，剧痛时至眉棱骨颞部，疲劳乏力，眠差，阴囊潮湿。

四诊信息 舌质暗，苔白，脉涩。

中医诊断 头痛，为血瘀阻络型。

西医诊断 神经性头痛。

治法 活血通络止痛。

方剂 活血通窍汤合生脉饮加减。

组成

赤芍 15g　川芎 15g　醋延胡索 30g　全蝎 3g　当归 15g　生黄芪 30g　地龙 15g　生龙骨 30g　生牡蛎 30g　茯苓 20g　炒薏苡仁 30g　党参 30g　醋五味子 10g　麦冬 15g　醋柴胡 10g　黄芩 15g　黄柏 15g　川牛膝 10g　醋青皮 10g　菊花 10g　生桃仁 10g　红花 10g　生甘草 10g

14 副　一日一剂　水煎服

2019 年 4 月 10 日二诊：头痛减轻，眉棱骨头痛缓解。上方加天麻 10g，14 副，一日一剂，水煎服。

2019 年 4 月 24 日三诊：服药后头痛基本痊愈，阴囊潮湿减轻。故去全蝎、柴胡、生牡蛎、生龙骨等，巩固治疗，14 副，一日一剂，水煎服。

赤芍 15g　川芎 15g　醋延胡索 30g　当归 15g　生黄芪 30g　地龙 15g　茯苓 20g　炒薏苡仁 30g　党参 30g　醋五味子 10g　麦冬 15g　黄芩 15g　黄柏 15g　川牛膝 10g　醋青皮 10g　菊花 10g　生桃仁 10g　红花 10g　生甘草 10g　天麻 10g

14 副　一日一剂　水煎服

方药分析　活血通窍汤功效：通窍活血。主治：头痛证，符合本病证。

龙骨、牡蛎平肝息风，赤芍活血通络，当归补血止痛，党参补气通络，麦冬、五味子滋阴，茯苓利水祛湿，柴胡引药入肝，黄芩清中焦热，天麻平肝阳治头痛，甘草调药。

跟师体会　景教授对头痛辨证为应用通窍活血汤加减治疗，临床上收到很好的疗效。

[**按语**] 头为精明之府，诸阳之会，赖五脏六腑之精气以充养。中医有不通则痛之说，本案头痛 20 余年，中医"久痛入络"的理论，当用活血化瘀药物。景教授同时重视使用虫类活血通络，息风止痉药物作用，并往往获得良效。

三、鼻渊（2例）

[病例1] 患者王某某，男，53岁，2018年3月21日初诊。

主诉 流鼻涕1个月。现病史：患者流鼻涕，手足怕冷，咳嗽，后背冷痛，大便不成形，夜尿3~4次。

四诊信息 舌淡，苔白腻，脉沉细。

中医诊断 鼻渊，脾肺气虚，卫气不固型。

西医诊断 过敏性鼻炎。

治法 健脾补肺，益气固表宣散通窍。

方剂 玉屏风散合参苏散加减。

组成

生黄芪30g 生白术20g 防风10g 葛根30g 茯苓20g 太子参10g 前胡10g 桔梗10g 芦根30g 陈皮30g 清半夏9g 穿山龙15g 盐车前子20g 枳实10g 石菖蒲15g 旋覆花15g 辛夷12g 鹅不食草15g 干姜15g 生甘草10g

14副 一日一剂 水煎服

2018 年 4 月 4 日二诊：服药后，流涕减少，怕冷，背冷减轻，夜尿减少。上方加全蝎 5g，14 副，一日一剂，水煎服。

2018 年 4 月 18 日三诊：服药后，已不流涕，咳嗽，怕冷已愈，大便成形，夜尿 1~2 次。上方加苍耳子 10g，14 副，一日一剂，水煎服，巩固治疗，后访痊愈。

生黄芪 30g　生白术 20g　防风 10g　葛根 30g　茯苓 20g　太子参 10g　芦根 30g　陈皮 30g　清半夏 9g　盐车前子 20g　旋覆花 15g　辛夷 12g　鹅不食草 15g　干姜 15g　生甘草 10g　苍耳子 10g

14 副　一日一剂　水煎服

方药分析　玉屏风散功效：益气固表。主治：肺气虚证。符合本病证。

黄芪补肺气，收敛汗孔，防风祛风解表治鼻炎，白术健脾益气，玉屏风散益气固表止汗，提高免疫力。葛根生津，芦根清热养阴敛汗，茯苓、车前子利水健脾，太子参补益肺气，陈皮理气健脾，半夏健脾祛痰，干姜温中散寒补肺。辛夷、苍耳子疏风通窍治鼻渊，甘草止咳调中。

跟师体会　景教授应用玉屏风散加减治疗过敏性鼻炎，重用黄芪、防风、白术、陈皮益气固表祛风，参苏饮益气解表、理气化痰，主要调治虚人外感，内有痰饮。两方配合，共同治疗过敏性鼻炎。

[**按语**]《类证治裁》曰：鼻塞甚者，往往不闻香臭，有脑漏成鼻渊者，由风寒入脑，郁久化热……鼻渊俗称"脑漏"，不断鼻流涕，如泉流，多由风邪侵肺，肺开窍鼻，病久表虚，皮毛不固，风邪侵而致，用玉屏风散益气固表，参苏饮

益气解表，宣肺治疗，加强固卫祛风化痰。

[病例2] 患者熊某某，女，42岁，2018年8月29日初诊。

主诉 鼻流涕半年。现病史：鼻塞，流涕，咳嗽，疲劳乏力。

四诊信息 舌质暗，苔白腻，脉沉缓。

中医诊断 鼻渊，为肺脾气虚型。

西医诊断 过敏性鼻炎。

治法 补肺健脾，祛风固表通窍。

方剂 玉屏风散合二陈汤加减。

组成

防风10g 炒白术20g 生黄芪30g 党参30g 醋五味子10g 麦冬15g 当归15g 辛夷10g 黛蛤散10g 鹅不食草10g 石菖蒲15g 化橘红15g 茯苓20g 陈皮10g 乌梅10g 蝉蜕15g 清半夏9g 炙甘草10g

7副 一日一剂 水煎服

方药分析 玉屏风散功效：益气固表。主治：肺脾气虚证，符合本病证。

防风祛风，白术健脾，黄芪补肺脾气，党参、麦冬、五味子、生脉饮补益气血、提高免疫力，辛夷通窍治鼻炎，二陈汤燥湿化痰、理气和中。三方配合共奏补肺健脾，疏散风寒，化痰止咳，提高免疫力。

跟师体会 景教授用玉屏风散补肺健脾治过敏性鼻炎，病人服药后痊愈。

[**按语**]《素问·气厥论》云：胆移热于脑，则辛頞鼻渊，鼻渊者，浊涕下不止也。本案肺气虚，风邪侵肺，肺气不固，肺开窍于鼻，应用补肺脾，益气固表，化湿宣肺，使肺气充足，方能摄固而痊愈。

四、粉刺（3例）

[**病例1**] 患者谢某，女，32岁，2017年9月20日初诊。

主诉 面部疙瘩，湿疹一个多月。现病史：面部疙瘩，湿疹，口干，口苦，急躁易怒，心烦，手心发热，便秘，工作压力大。月经规律，纳可，睡眠可。

四诊信息 舌质暗红，苔白腻，脉弦有力。

中医诊断 粉刺，属于肝胆郁热肺胃热盛型。

西医诊断 痤疮。

治法 疏肝利胆，清肺胃郁，消结疮结。

方剂 龙胆泻肝丸合仙方活命饮加减。

组成

醋柴胡10g 醋香附15g 郁金15g 黄芩20g 当归15g 生地黄30g 连翘20g 牡丹皮10g 火麻仁20g 生牡蛎30g 炒栀子10g 蜜桑白皮30g 茵陈15g 龙胆草15g 炒莱菔子20g 炒决明子20g 石斛15g 金银花15g 醋乳香15g 醋没药15g 川牛膝10g 浙贝母15g 白芷10g

7 副　一日一剂　水煎服

2017 年 9 月 27 日二诊：服药后，面部痤疮消减一半，入睡慢，小便黄。上方加黄连 10g，14 副，一日一剂，水煎服。

2017 年 10 月 11 日三诊：服药后，面部痤疮基本消除，口干、口苦、急躁已愈。上方加赤芍 15g，去炒栀子、火麻仁、茵陈、金银花，7 副，一日一剂，水煎服。

醋柴胡 10g　醋香附 15g　郁金 15g　黄芩 20g　当归 15g　生地黄 30g　连翘 20g　牡丹皮 10g　生牡蛎 30g　蜜桑白皮 30g　龙胆草 15g　炒莱菔子 20g　炒决明子 20g　石斛 15g　醋乳香 15g　醋没药 15g　川牛膝 10g　黄连 10g　赤芍 15g　浙贝母 15g　白芷 10g

7 副　水煎服　一日一剂

方药分析　龙胆泻肝丸功效：清泄肝胆之热，疏肝解郁。主治：口干，口苦，急躁，心烦，易怒，肝郁。

仙方活命饮功效：清泄火毒，消肿散结。主治：热毒壅盛，疮痒，便秘，胃火。符合本病证。

柴胡、香附、郁金舒肝解郁，黄芩清热燥湿，生地黄清热凉血，连翘、栀子、黄连、黄芩、龙胆草、金银花清中下焦湿热，莱菔子下气通便，乳香、没药活血散结，茵陈清湿热，浙贝母化痰散结，共同治理痤疮。

跟师体会　中医面部粉刺，与西医痤疮相近。景教授认为粉刺由肺胃火热毒壅盛，湿热蕴结，上熏而致，气滞血瘀，症见面部疮疖，红肿焮痛，故根据中医理论辨证用药。

[按语]《医宗金鉴·外科心法》称"肺风粉刺"。《洞天奥旨·肺风疮齄鼻疮》曰：肺风疮齄鼻疮，生于鼻面之间，

乃肺经之病也。夫肺开窍于鼻，肺气不清而鼻乃受害亦。鼻既受害，遂沿及于面。西医称"寻常痤疮"相似。

[病例 2] 患者毛某某，男，13 岁，2018 年 8 月 22 日初诊。

主诉 面部湿疹瘙痒 1 周。现病史：面部湿疹，鼻痒，打喷嚏。

四诊信息 舌质红，苔薄，脉滑。

中医诊断 粉刺，为风热袭表型。

西医诊断 痤疮。

治法 疏风散热，祛湿散结。

方剂 消风散加减。

组成

防风 10g 荆芥 10g 徐长卿 12g 生白术 15g 当归 10g 生黄芪 15g 川木通 5g 炒苍术 20g 生地黄 20g 苦参 15g 蝉蜕 12g 辛夷 10g 鹅不食草 10g 白鲜皮 12g 地肤子 15g 党参 12g 茯苓 15g 生石膏 20g 生甘草 6g

14 副 一日一剂 水煎服

2018 年 9 月 4 日二诊：服药后，面部痤疮好了很多，没有再起，上方去茯苓，加知母 10g，14 副，一日一剂，水煎服。

2018 年 9 月 18 日三诊：服药后，痤疮痊愈。嘱上方 7 副，一日一剂，水煎服，以巩固。后随访痊愈。

方药分析 消风散功效：疏风湿清热。主治：风湿热疹瘙痒等。符合本病证。

防风、荆芥祛风，白术健脾祛湿，当归滋阴血，生黄芪益气敛汗，木通通络，苍术燥湿，生地黄清热凉血，苦参祛湿杀菌，党参补中气，白鲜皮、蝉蜕止痒，抗过敏，辛夷、鹅不食草清热，茯苓利水渗湿，甘草解毒调药。

跟师体会 对于痤疮湿疹、过敏性鼻炎，景教授喜用消风散配合应用，根据辨证配伍，病人很快痊愈。

[**按语**] 中医对肺风粉刺早称"痤"，后称"面疱""酒刺"等，与现代痤疮相似。本证多由肺胃郁热，风热，喜食辛辣甘肥酒类致。《医宗金鉴·外科心法》对肺风粉刺称痤疮，曰：此证由肺经血热而成。每发于面鼻，起碎疙瘩，形如黍屑，色赤肿痛，破出白粉汁。

[**病例 3**] 患者孙某某，女，32 岁，2018 年 4 月 11 日初诊。

主诉 面部痤疮 1 个月多。现病史：面部痤疮，红肿，瘙痒，白带黄色，皮肤干燥。平时喜吃辛辣食品，口臭。

四诊信息 舌质暗，苔薄，脉弦滑。

中医诊断 粉刺，肺胃蕴热型。

西医诊断 痤疮。

治法 清热解毒，活血通络，化湿散结。

方剂 仙方活命饮合樊正伦教授经验方疙瘩汤加减。

组成

蒲公英 30g   大青叶 30g   连翘 20g   生地黄 30g   当归 15g   白芍 15g   白鲜皮 20g   乌梢蛇 10g   桑枝 15g   天花粉 15g   党参 30g   茯苓 20g   茯神 20g   生龙骨 30g   生牡

蛎 30g　丹参 30g　苦参 15g　盐知母 10g　炒苍术 30g　徐长卿 15g　炙甘草 10g

7 副　一日一剂　水煎服

2018 年 4 月 18 日二诊：服药后，面部痤疮消去一半多，上方加川芎 15g，以祛痘印，7 副，一日一剂，水煎服。

2018 年 4 月 25 日三诊：服药后，面部痤疮基本干净，上方去桑枝、乌梢蛇、白鲜皮、大青叶、徐长卿，7 副，一日一剂，水煎服。巩固治疗，后访痊愈。

蒲公英 30g　连翘 20g　生地黄 30g　当归 15g　白芍 15g　天花粉 15g　党参 30g　茯苓 20g　茯神 20g　生龙骨 30g　生牡蛎 30g　丹参 30g　苦参 15g　盐知母 10g　炒苍术 30g　炙甘草 10g　川芎 15g

7 副　一日一剂　水煎服

方药分析　仙方活命饮功效：清热解毒。主治：治疗热毒疮痒。符合本病证。

蒲公英、大青叶、连翘清热解毒，消肿散结，生地黄凉血滋阴，当归、白芍滋补阴血，白鲜皮、乌梢蛇祛风湿，通络，天花粉凉血清热，党参补气，茯苓利湿健脾，生龙骨、生牡蛎收敛，苦参杀虫止痒，苍术燥湿，知母清热，炙甘草解毒调药。

跟师体会　景教授对痤疮类皮肤疮疡，属于实热证者，喜用仙方活命饮加减治疗，临床疗效独特，病人很快痊愈。

[**按语**]《医宗金鉴·外科心法》论肺风粉刺说：此证由肺经血热而成。每发于面鼻，起碎疙瘩，形如黍屑，色赤肿痛，破出白粉汁。

五、梅核气（2 例）

[病例 1] 患者张某某，女，50 岁，2017 年 8 月 9 日初诊。

主诉 咽部不适，咽炎半年。现病史：咽部有异物感，咳不出，咽不下，有痰，胸闷，急躁，善太息，胃怕冷，乏力，焦虑，便干，呃逆，手脚心热，心烦。

四诊信息 舌质暗红，苔薄黄，厚腻，脉弦滑。

中医诊断 梅核气，属肝郁痰闭型。

西医诊断 慢性咽炎。

治法 舒肝解郁，利气散结、降逆化痰。

方剂 半夏厚朴汤和合柴胡舒肝散加减。

组成

法半夏 9g　厚朴 15g　茯苓 30g　炒紫苏子 15g　高良姜 10g　醋柴胡 10g　醋香附 15g　郁金 20g　当归 15g　白芍 15g　熟地黄 15g　党参 30g　醋五味子 10g　麦冬 15g　川牛膝 10g　薤白 20g　丹参 30g　茵陈 15g　全瓜蒌 30g　番泻叶 2g　生甘草 10g

14副　一日一剂　水煎服

2017年8月23日二诊：上方服药后，自觉咽部舒畅，异物感减轻，心情好转，胸闷见好。上方改麦冬30g，14副，一日一剂，水煎服。

2017年9月6日三诊：服药后，咽部异物感消失，心情愉悦，胸闷基本消除。去茵陈、牛膝，14副，一日一剂，水煎服，以巩固疗效。

方药分析　半夏厚朴汤主治功效：理气散结化痰，降逆化痰。柴胡疏肝散功效：疏肝理气。主治：梅核气。符合本病证。

半夏化痰散结利咽，厚朴利气散结利咽，茯苓利水化痰，紫苏下气化痰利咽，柴胡、香附、郁金舒肝解郁，当归、白芍、熟地、麦冬、五味子滋阴养咽，薤白温通散结，振奋胸阳，党参补中健脾散结，良姜温胃散寒健脾，丹参活血散结，茵陈清热利湿，瓜蒌散结通便，番泻叶通便，生甘草解毒利咽。

跟师体会　景教授根据多年的临床经验，用半夏厚朴汤加减，化痰理气散结，柴胡舒肝散舒肝解郁，滋阴养咽，共同治疗肝郁、痰闭的梅核气。

[**按语**]《金匮要略》曰：咽中如有炙脔。指咽有物吐不出，吞不下。吴谦曰：咽中有炙脔，咽中有痰涎，咯之不出，咽之不下，为梅核气也。梅核气多为七情郁气，情志不遂，肝气郁结，痰气相搏阻咽部。张仲景创半夏厚朴汤，有独特功效。

[**病例2**] 患者杨某某，女，44岁，2018年11月14日初诊。

主诉 咽炎6个月余。现病史：慢性咽炎，咽部不适，急躁易怒。

四诊信息 舌质暗，苔白腻，脉弦滑。

中医诊断 梅核气，为痰气阻滞型。

西医诊断 慢性咽炎。

治法 行气化痰，降逆散结。

方剂 半夏厚朴汤加减。

组成

清半夏9g　厚朴15g　茯苓20g　炒紫苏子15g　蝉蜕15g　石斛15g　生地黄30g　干姜10g　桂枝10g　射干10g　炒牛蒡子20g　郁金20g　醋延胡索20g　蒲公英30g　夏枯草30g　桔梗10g　生甘草10g

7副　一日一剂　水煎服

2018年11月21日二诊：服药后，咽炎好转，痰饮减少，大便干。上方加瓜蒌20g，7副，一日一剂，水煎服。

2018年11月28日三诊：服药后，咽炎基本消失，痰饮少。上方加炒白芥子15g，7副，一日一剂，水煎服。后访痊愈。

方药分析 半夏厚朴汤功效：行气散结化痰。主治：气郁痰阻滞证。符合本病证。

半夏降逆祛痰，厚朴行气散滞，茯苓利水化痰，苏子降气散结，射干、牛蒡子利咽消肿，石斛、生地滋阴润燥，郁金解郁，元胡止痛理气，蒲公英解毒散结，夏枯草清肝散结，桔梗宣肺引药上行，白芥子理气化痰，温中散寒，甘草利咽调药解毒。

跟师体会 对慢性咽炎，景教授擅用半夏厚朴汤加减治疗，病人服药后，自觉咽部舒服、痰少、气舒、咽炎痊愈。

[**按语**]《金匮要略》曰：咽中如有炙脔。梅核气为七情郁结，肝气郁结，痰气凝聚阻塞咽喉。张仲景半夏厚朴汤调气散结，治疗独奇。

六、眩晕（7例）

[**病例1**] 患者宋某某，女，52岁，2018年3月21日初诊。

主诉 头晕1周。现病史：头晕，烦躁，汗出，潮热，心悸，睡眠易醒，手足心热，腰酸痛。血压140/100mmHg。

四诊信息 舌质红，苔白，脉细数。

中医诊断 眩晕，为肝肾不足，肝阳上亢型。

西医诊断 高血压。

治法 平肝潜阳，补益肝肾。

方剂 天麻钩藤饮加减。

组成

百合20g 醋香附15g 醋柴胡10g 郁金20g 党参30g 薤白20g 酒女贞子15g 生地黄20g 天麻15g 钩藤15g 麦冬15g 泽泻15g 石菖蒲15g 罗布麻叶15g 川牛膝10g 生牡蛎30g 玄参15g 生麦芽20g 醋鳖甲15g 当归20g 生杜仲15g 续断15g 芦根30g

14副 一日一剂 水煎服

2018 年 4 月 4 日二诊：服药后，头晕减轻，急燥，心悸平稳。上方去薤白，嘱继服 14 副，一日一剂，水煎服。

2018 年 4 月 18 日三诊：服药后，已基本不头晕了，上症状均消失，血压 130/90mmHg。嘱再服 7 副，一日一剂，水煎服，巩固。后访痊愈。

方药分析 天麻钩藤饮功效：平肝潜阳，滋补肝肾。主治：肝阳上亢，眩晕。符合本病证。

罗布麻叶、天麻、钩藤平肝阳治眩晕，香附、郁金、柴胡舒肝气，薤白振奋胸阳，女贞子、生地、麦冬、玄参、当归滋阴血，杜仲、续断补肝肾，生牡蛎、鳖甲平肝潜阳，川牛膝引药下行，泽泻利水健脾，石菖蒲安神醒脑，党参补气健脾。

跟师体会 景教授治疗能很准确对高血压用天麻钩藤饮加减治疗，平肝潜阳补肝肾，滋阴，补中健脾，共同配合起到治高血压、更年期失眠等功效。

[**按语**]《素问·至真要大论》曰：诸风掉眩，皆属于肝。《灵枢·海论》曰：髓海不足，则脑转耳鸣，胫酸眩冒。肝肾阴虚，肝阴不足而肝阳上亢，致眩晕。治疗滋补肝肾，平阳潜阳收功。

[**病例 2**] 患者李某某，女，54 岁，2018 年 1 月 3 日初诊。

主诉 头晕、疲劳乏力 1 个月。现病史：患者头晕，记忆力差，疲劳，怕冷，纳差；面神经麻痹恢复期。

四诊信息 舌质暗，苔白腻，脉弦滑。

中医诊断 眩晕，为脾虚湿盛型。

西医诊断 脑部供血不足。

治法 温阳化饮，健脾利湿。

方剂 苓桂术甘汤合五苓散加减。

组成

党参30g 醋五味子10g 麦冬15g 茯苓15g 厚朴15g 法半夏9g 炒苍术30g 炒白术30g 干姜15g 制吴茱萸5g 猪苓15g 泽泻15g 桂枝15g 丁香2g 藿香15g 炒神曲20g 炒山楂15g 炒鸡内金15g 白芷10g 醋三棱15g 全蝎3g 炙甘草10g

7副 一日一剂 水煎服

2018年1月10日二诊：服药后，头晕见好，有力气。上方改茯苓15g，猪苓15g，三棱6g，7副，一日一剂，水煎服。后访问已痊愈。

方药分析 苓桂术甘汤功效：温阳健脾，利湿化饮。主治：脾虚湿盛证。符合本病证。

茯苓、猪苓、泽泻健脾利水治头晕，桂枝温阳化气治头晕，炒白术、炙甘草健脾利湿，干姜、制吴茱萸温中化湿，广法半夏、炒苍术健脾祛痰湿，党参补气健脾，醋五味子、麦冬生脉饮益气血，滋阴防利湿太过，丁香降逆，藿香利湿，炒神曲、炒山楂、炒鸡内金消食健脾，醋三棱破血，广全蝎通络。

跟师体会 景教授对头晕治疗，辨证使用苓桂术甘汤健脾补气利水，五苓散利水渗湿，温阳化气，治头晕，病人服药头晕痊愈。

[**按语**] 《景岳全书·眩运》曰：眩运，虚者居其八九。强调"无虚不作眩"。《金匮要略·痰饮咳嗽病脉证并治》曰：

心下有支饮，其人苦冒眩，泽泻汤主之。《丹溪心法·头眩》曰无痰不作眩，提出痰水致眩，运用温中健脾利湿化痰而治眩。

[病例 3] 患者赵某某，女，34 岁，2017 年 12 月 20 日初诊。

主诉 头晕 1 个月。现病史：头晕，血压偏低（60/40mmHg），纳呆，疲乏无力，腰膝酸软，月经量少，怕冷。

四诊信息 舌质淡，苔白，脉弱。

中医诊断 眩晕，为气血两虚型。

西医诊断 低血压。

治法 补气养阴血定眩。

方剂 生脉饮合四君子汤加减。

组成

党参 30g　五味子 10g　麦冬 15g　茯苓 20g　茯神 20g
生白术 20g　当归 15g　白芍 15g　生龙骨（先煎）30g　生
牡蛎（先煎）30g　熟地黄 20g　山萸肉 15g　乌药 15g　艾
叶 6g　炙甘草 10g　升麻 10g

14 副　一日一剂　水煎服

2017 年 12 月 27 日二诊：服药后，自觉头晕好多，有力气，精神转佳。上方改当归 20g，去龙骨、牡蛎。服 7 副，一日一剂，水煎服。

2018 年 1 月 10 日三诊：服药后，头晕已好，有力气，能干活，不怕冷，有时腰酸。上方加狗脊 20g，川断 15g，7 副，一日一剂，水煎服。后访痊愈。

党参 30g　　五味子 10g　　麦冬 15g　　茯苓 20g　　茯神 20g
生白术 20g　　当归 20g　　白芍 15g　　熟地黄 20g　　山萸肉 15g
乌药 15g　　艾叶 6g　　炙甘草 10g　　升麻 10g　　狗脊 20g　　川断
15g

7 副　一日一剂　水煎服

方药分析　生脉饮功效：补气养阴血。主治：气阴不足证，符合本病证。

党参、五味子、麦冬、当归、白芍补气、补阴、生津，白术、党参、茯苓健脾补气，龙骨、牡蛎收敛，生地黄、山萸肉补肾壮阳，乌药、艾叶、炙甘草温中补气，升麻升阳气，生脉饮补益气血，四君子汤健脾益气。气足则推动有力，故眩晕消失，血压恢复正常。

跟师体会　对于气阴不足型眩晕，景教授习惯使用生脉饮合四君汤加减等补脾、补肾的药物治疗，气阴得补，改善脑部供血不足，眩晕得以康复。

[按语]《灵枢·大惑论》曰：故邪中于项，因逢其身之虚……入于脑则脑转，脑转则引目系急，目系急则目眩以转矣。《景岳全书·眩运》曰：眩运一之证，虚者居其八九。强调无虚不能作眩。气血不足，脑无供养，致眩，健脾养心，补气血，清阳上升而愈。

[病例 4]患者颜某某，女，65 岁，2017 年 12 月 13 日初诊。

主诉　头晕 1 年。血压 160/110mmHg，口苦，咽干，烦躁。

四诊信息 舌质红，苔黄腻，裂纹，脉弦。

中医诊断 眩晕，肝阳上亢型。

西医诊断 高血压。

治法 滋补肝肾，平肝潜阳。

方剂 镇肝息风汤加减。

组成

生地黄30g 郁金20g 白芍15g 黄芩15g 当归15g 生龙骨（先煎）30g 生牡蛎（先煎）30g 珍珠母（先煎）30g 川牛膝10g 石菖蒲15g 钩藤（后下）15g 酒女贞子15g 墨旱莲15g 玄参15g 生麦芽20g 茵陈15g 炒川楝子9g 丹参30g 合欢花10g 茯神20g 盐车前子20g 罗布麻叶15g 川芎15g 豨莶草30g

14副 一日一剂 水煎服

2017年12月27日二诊：服药后，患者血压140/90mmHg，口干、口苦减轻。效不更方，14副，一日一剂，水煎服。

2018年1月10日三诊：服药后，血压130/90mmHg，口干、口苦已愈，已不烦躁。嘱上方去川楝子、茯神，14副，一日一剂，水煎服。访服药后痊愈。

方药分析 镇肝息风汤功效：滋补肝肾，镇肝息风。主治：眩晕、高血压等。符合本病证。

生地、白芍、玄参、旱莲草、女贞子滋补肝肾之阴，当归补血，龙骨、牡蛎、珍珠母、钩藤平肝潜阳，麦芽、川楝子健脾消食舒肝，丹参活血，合欢花舒肝气，茯神安神。

跟师体会 对于眩晕，景教授辨证为肝阳上亢者眩晕为标，肝肾不足为本，故本病滋补肝肾，用镇肝息风汤治疗。

[按语]《医学正传·眩运》曰：眩运者，中风之渐也。《素问·至真要大论》曰：诸风掉眩，皆属于肝。肝阳上亢，风火扰动，致眩。须用平肝息风取效。

[病例5] 患者高某，男，34 岁，2017 年 11 月 8 日初诊。

主诉 头晕、头痛，焦虑不安 1 个月。现病史：头晕，头痛，焦虑，记忆力差，精力不集中，心悸，手足麻木。

四诊信息 舌质暗，苔薄白滑，脉沉弦滑。

中医诊断 眩晕，肝郁痰扰型。

西医诊断 抑郁焦虑症。

治法 舒肝解郁，化痰宁心平眩。

方剂 柴胡疏肝散合温胆汤加减。

组成

醋柴胡 10g 醋香附 15g 郁金 20g 合欢皮 15g 合欢花 10g 干姜 10g 陈皮 15g 茯苓 20g 葛根 30g 法半夏 9g 竹茹 10g 烫枳实 10g 生黄芪 50g 化橘红 15g 当归 15g 白芍 15g 党参 30g 醋五味子 10g 麦冬 15g 炒苍术 20g 生甘草 10g

14 副 一日一剂 水煎服

2017 年 11 月 27 日二诊：服药后，头晕、头痛减轻，焦虑好转。上方改竹茹 15g，14 副，一日一剂，水煎服。

2017 年 12 月 6 日三诊：服药后，头晕、头痛已好，记忆力好转，焦虑平稳。上方去橘红，加石菖蒲 15g，远志 15g，继服 14 副，一日一剂，水煎服。访病人基本痊愈。

方药分析 柴胡舒肝散功效：舒肝解郁。主治：肝郁不舒证。符合本病证。

温胆汤功效：化痰清湿热。主治：痰热内扰证。符合本病证。

柴胡、香附、郁金、合欢花、合欢皮舒肝解郁，干姜、陈皮、茯苓、半夏、橘核、苍术健脾化痰，葛根生津，五味子、白芍、麦冬补阴液，当归补血，竹茹清热止呕，枳实破气化痰，黄芪、党参补气，党参、茯苓、远志、石菖蒲安神定志。

跟师体会 景教授准确对抑郁、焦虑辨证用温胆汤、柴胡疏肝散治疗，在健脾化痰中加舒肝药、补阴药，后又加远志、石菖蒲安神定志，全面、准确、疗效好。

[**按语**]《金匮要略·痰饮咳嗽病脉证并治》曰：心下有支饮，其人苦冒眩。汉代张仲景认为痰饮是眩晕的重要致病因素之一。《丹溪心法·头眩》曰无痰则不作眩，提出痰水致眩。《内经》指出眩晕肝所主，均指出痰郁为病。

[**病例6**] 患者刘某，男，45岁，2017年5月3日初诊。

主诉 患高血压6年余。现病史：头晕，心前区憋闷，心慌急躁，心烦，口黏，阴囊潮湿，血压180/100mmHg，化验结果示高脂血症，大便通，纳可。

四诊信息 舌质暗红，舌体胖大，苔黄厚腻，脉弦滑。

中医诊断 眩晕，属肝阳上亢，痰湿郁阻型。

西医诊断 高血压病。

治法 平肝潜阳，燥湿化痰，活血通络。

方剂 天麻钩藤饮加减。

组成

天麻 15g　钩藤（后下）16g　醋柴胡 10g　醋香附 15g
黄芩 15g　白芍 15g　生龙骨（先煎）40g　生牡蛎（先煎）
40g　珍珠母（先煎）30g　丹参 30g　玄参 15g　川牛膝 10g
炒麦芽 20g　薤白 20g　醋延胡索 20g　败酱草 30g　白茅根
30g　绞股蓝 10g　茯神 20g　盐知母 15g　黄柏 15g　醋乳
香 15g　醋没药 15g　盐车前子（包煎）30g

14 副　一日一剂　水煎服

二诊：服药后，血压 150/90mmg，心前不憋，心慌平稳，
大便通。上方改天麻 20g，白芍 20g，14 副，一日一剂，水
煎服。

三诊：服药后，血压 140/80mmg，无心慌，心前不憋。上
方继服 14 副，一日一剂，水煎服。后随访痊愈。

方药分析　天麻钩藤饮功效：平肝熄风，清热活血，补益
肝肾。主治：肝阳偏亢，肝风上扰证，头痛，眩晕，失眠多
梦，或口苦面红，舌红苔黄，脉弦或数。

天麻、钩藤平肝阳降压，柴胡、香附舒肝郁，黄芩清肝
热，生龙骨、牡蛎、珍珠母镇肝息风，玄参滋肝肾阴，牛膝引
药下行，乳香、没药活血通络，黄柏、败酱草清下焦湿热，绞
股蓝清热解毒，降血脂，白茅根凉血清热、除湿利尿，白芍柔
肝阴、养肝血。

跟师体会　景教授用天麻钩藤饮加减治疗眩晕，重用生龙
骨、生牡蛎各 40g，珍珠母 30g，平肝潜阳，薤白理气通胸阳，
败酱草、白茅根清下焦湿热，乳香、没药活血祛瘀，患者获得
痊愈。

[按语]《素问·至真要大论》曰：诸风掉眩，皆属于肝。《素问玄机原病式·五行主病》曰：风火皆属阳，多为兼化，阳主乎动，两动相搏，则为旋转。主张眩晕病机从风火立论。治疗应平肝潜阳，息风而收效。

[病例 7] 患者孙某某，女，38 岁，2018 年 10 月 9 日初诊。

主诉 头晕，甲减 8 年。现病史：头晕，急躁易怒，疲劳乏力，怕冷，心慌，双腿冰冷。

四诊信息 舌体胖大，舌质暗淡，苔薄白，边齿印，脉弦滑。

中医诊断 眩晕，为阳虚痰湿型。

西医诊断 甲减。

治法 温补脾肾，通阳化浊。

方剂 附子理中丸加右归丸加减

组成

醋柴胡 10g　醋香附 15g　桔梗 9g　厚朴 15g　茯苓 20g 党参 50g　干姜 10g　高良姜 6g　醋五味子 10g　桂枝 15g 黑顺片 10g　麦冬 20g　熟地黄 30g　菟丝子 15g　炒山药 40g　生蒲黄 15g　炙淫羊藿 15g　当归 20g　酒山茱萸 20g 白芍 15g　陈皮 10g　炙甘草 10g　郁金 20g　鹿角霜 20g

14 副　一日一剂　水煎服

2018 年 11 月 13 日二诊：服药后，病人自觉身体好转，有些力气，头晕减轻。上方改黑顺片 15g，14 副，一日一剂，水煎服。

2018 年 12 月 12 日三诊：服药后，基本不冷了，头晕也好了，心不慌了。嘱继服 30 副。后访基本保持平稳，嘱服药巩固。

方药分析 附子理中丸功效：温补脾肾，温阳健脾化浊。主治：阳虚痰湿证。符合本病证。

右归丸功效：温补肾阳。主治：命门火衰。符合本病证。

鹿角霜、黑顺片、干姜温补脾肾、通阳化浊，高良姜温胃化浊，茯苓健脾利水，桂枝温通经脉、加强气化功能，党参、五味子、麦冬、生脉饮补益气血，柴胡、香附、郁金理气解郁，厚朴行气消滞，熟地、菟丝子、山药、炙淫羊藿补益肝肾，当归、白芍、山萸肉补阴血滋肝肾，陈皮理气健脾化痰。

跟师体会 景教授临床治疗甲减经验丰富，疗效独特，本病历甲减由脾肾阳虚、中焦湿浊而致眩晕。

[**按语**]《丹溪心法·头眩》曰：无痰则不作眩，提出痰水致眩。《景岳全书·眩运》：无虚不能作眩，治虚为主。《灵枢·海论》曰：脑为髓海，髓海不足则脑转耳鸣，胫酸眩冒，目无所见，懈怠安卧。论述痰、水湿、肾虚、气虚等致眩晕，治当温阳化气行水，化浊，补肾健脾收效。

七、乳癖（3例）

[病例1] 患者刘某某，女，27岁，2017年11月8日初诊。

主诉 乳腺肿块5个多月。现病史：乳腺肿痛，胸闷，憋气，心烦，易急躁，纳可，便通。

四诊信息 舌质淡暗，苔白腻，脉弦滑。

中医诊断 乳癖，痰瘀阻络型。

西医诊断 乳腺增生。

治法 活血化瘀，祛痰散结。

方剂 瓜蒌薤白桂枝汤加减。

组成

党参30g 醋五味子10g 麦冬15g 丹参20g 薤白20g 全瓜蒌20g 川木通5g 醋延胡索20g 当归15g 赤芍15g 醋三棱15g 柴胡10g 郁金15g 桂枝10g 生地黄20g 烫枳实10g 炙甘草10g

7副 一日一剂 水煎服

2017年11月15日二诊：服药后，乳房结块变软，疼痛缓解，胸闷好转。上方去柴胡，加川芎10g，夏枯草20g。

2017年11月22日三诊：服药后乳房肿块缩小，变软，胸闷憋气已基本消。上方加连翘20g，蒲公英15g，嘱再服2周。随访乳块基本消失，不疼痛了。

党参30g　醋五味子10g　麦冬15g　丹参20g　薤白20g　全瓜蒌20g　川木通5g　醋延胡索20g　当归15g　赤芍15g　醋三棱15g　郁金15g　桂枝10g　生地黄20g　烫枳实10g　炙甘草10g　川芎10g　夏枯草20g　连翘20g　蒲公英15g

14副　一日一剂　水煎服

方药分析　瓜蒌薤白桂枝汤功效：祛痰通胸阳。主治：胸阳不通，痰湿阻滞证。符合本病证。

瓜蒌祛痰散结、治乳房痰结，薤白温通胸阳、散结止痛，桂枝温通散结，木通理气通络，延胡索止痛，党参补气，麦冬、五味子、当归、生地黄补气血防伤津液，赤芍、丹参、郁金活血散结，三棱破血散结，连翘、夏枯草清热散结，炙甘草调和诸药。

跟师体会　景教授应用瓜蒌薤白桂枝汤加减，祛痰，活血散结，补气阴，治疗乳腺增生临床疗效甚佳。

[**按语**]《疡科心得集》曰：有乳中结核，形如丸卵，不疼痛，不发寒热，皮色不变，其核随喜怒而消长，此名乳癖。多由肝脾不和，不能运化水湿，郁久成痰，痰瘀互结，积聚乳房成块。

[**病例2**]　患者刘某某，女，36岁，2018年8月22日

初诊。

主诉 右乳腺结节 2 年。现病史：乳腺结节，杏核大小，月经先期，急躁易怒。

四诊信息 舌质淡红，苔薄黄，脉细弦。

中医诊断 乳癖，为肝郁气滞，痰热瘀结型。

西医诊断 乳腺增生。

治法 舒肝理气，软坚散结。

方剂 柴胡舒肝散加减。

组成

醋柴胡 10g　醋香附 15g　黄芩 15g　川芎 15g　郁金 20g　醋延胡索 20g　醋三棱 15g　醋莪术 15g　制巴戟天 15g　当归 15g　小通草 6g　细辛 6g　百合 20g　薄荷 10g　莲子芯 4g　黄连 9g　黛蛤散 10g　生龙骨 30g　生牡蛎 30g　皂角刺 15g　炒王不留行 15g　山慈菇 9g　生甘草 10g

14 副　一日一剂　水煎服

2018 年 9 月 5 日二诊：服药 2 周后，乳房肿块缩小，变软。原方加夏枯草 30g，服 2 周。

服药 2 周 14 副后病人未来，随访病人在当地原方又继续服药 1 个多月，基本痊愈。

方药分析 柴胡舒肝散功效：舒理肝气。主治：肝郁证。符合本病证。

柴胡、香附、郁金舒肝理气，川芎、王不留行活血通脉，延胡索活血止痛，三棱、莪术破血通络散结，当归滋阴血、活血，小通草通络，薄荷、莲子芯、黄连、黛蛤散、黄芩清心肝热，龙骨牡蛎平肝阳，皂角刺祛痰，山慈菇软坚散结，生甘草调药。

跟师体会 临床上，景教授治疗乳腺增生很有经验，常用理气活血药配伍软坚散结、清热通络药治疗，收到很好疗效。我要学习景教授临床诊治乳腺增生的经验。

[**按语**] 乳癖指乳结核，肿块。多由肝郁痰结所致，《医宗金鉴》曰：乳中结核梅李形，按之不移，色不红，时时隐痛劳岩渐，证由肝脾郁结成。本例景教授认为肝郁气滞，痰火郁结而成，故治以舒肝理气，软坚散结，清热化痰，行瘀软坚而收效。

[**病例 3**] 患者张某某，女，32 岁，2017 年 11 月 8 日初诊。

主诉 乳腺结节加重 2 个多月，现病史：患者双侧乳房结节，无疼痛，因工作紧张加重；急躁，纳可，睡眠可；月经前期乳房胀痛，周期规律，

四诊信息 舌质暗，苔白，脉弦。

医学检查 彩超示乳腺结节。

中医诊断 乳癖，气郁痰阻型。

西医诊断 乳腺结节。

治法 舒肝解郁，软坚散结。

主治 气郁痰凝型，符合本病证。

方剂 开郁散合逍遥散加减。

组成

醋柴胡 10g　醋香附 15g　郁金 20g　赤芍 15g　当归 15g　连翘 20g　桂枝 15g　鹿角霜 15g　干姜 10g　醋延胡

索30g　醋乳香15g　醋没药15g　穿山甲粉3g　醋鳖甲15g　生牡蛎30g　夏枯草30g　炒川楝子9g　全蝎3g　皂角刺15g　炒王不留行15g　升麻10g

14副　一日一剂　水煎服

2017年11月22日二诊：患者服药后，乳腺结节缩小一半多，心情好转。上方改鹿角霜10g，干姜5g，14副，一日一剂，水煎服。服两周后痊愈。

方药分析　逍遥散加减功效：舒肝健脾，解郁养血。

开郁散功效：疏肝理气，化痰散结。

柴胡、香附、郁金舒肝解郁，赤芍活血通络，当归补血活血，连翘清热散结，桂枝温通经脉，鹿角霜补肾通阳，干姜温中散结，元胡止痛，乳香、没药、穿山甲粉破血散结通络，鳖甲、生牡蛎、夏枯草软坚散结，川楝子理气舒肝，全蝎通经络，皂角刺消肿祛顽痰，王不留行活血散结。

跟师体会　景教授多次用舒肝解郁、活血、软坚散结的开郁散合逍遥散加减治疗乳腺结节，收到非常好的疗效。

[**按语**]《医宗金鉴》曰：乳中结核梅李形，按之不移，色不红，时时隐痛劳岩渐，证由肝脾郁结成。景教授用开郁散结加减治疗该病人很快痊愈。

八、乳痈（1 例）

[**病例**] 患者范某某，女，26 岁，2017 年 11 月 22 日初诊。

主诉 右侧乳房疼痛 1 周余。现病史：产后 2 个月，近 1 周来，右侧乳房堵塞，红肿胀痛，出乳不畅；急躁易怒，疲劳乏力，纳可，便可，眠可。

四诊信息 舌质暗，苔白，脉弦。

中医诊断 乳痈，肝郁气滞型。

西医诊断 乳腺炎。

治法 疏肝理气，活络通乳。

方剂 柴胡舒肝散加减。

组成

柴胡 10g 香附 15g 当归 15g 白芍 15g 生黄芪 30g 石菖蒲 15g 王不留行 15g 路路通 15g 皂角刺 15g 郁金 15g 穿山甲 3g 茯神 20g 炒枣仁 15g 瓜蒌 20g 通草 3g 党参 30g 蒲公英 30g 双花 15g

7 副 一日一剂 水煎服

2017 年 11 月 29 日二诊：患者服药 1 周后，右侧乳房堵胀全无，乳汁通畅。上方去蒲公英、双花，7 副，一日一剂，水煎服。后访痊愈。

方药分析　柴胡舒肝散功效：疏肝解郁，理气散结。主治：肝郁不舒证。符合本病证。

柴胡、香附、郁金疏肝解郁，当归、白芍补阴血，黄芪补气，王不留行、路路通、穿山甲、通草活血通络散结、通乳，枣仁、茯神安神，瓜蒌通络散结、祛痰，党参补中气，蒲公英、双花清热解毒、软坚散结。

跟师体会　肝郁痰凝型临床多见，景教授应用疏肝解郁、软坚散结、清热解毒等的药物治疗乳痈，临床疗效显著。

[**按语**] 乳痈多由肝胃经积热，乳汁壅络而致。如乳流通畅可很快内消，乳流不畅，郁结阻络，胀痛酿脓。治疗以清热解毒、消肿散结、疏肝理气等，景教授用舒肝解郁、软坚散结、化痰通络、清热解毒、补气养血等而收效。

九、风瘾疹（2例）

[病例1] 患者岳某某，女，29岁，2019年07月30日初诊。

主诉 全身起荨麻疹10天余。现病史：全身起荨麻疹，风团高出皮肤，红赤瘙痒；疲劳乏力，纳可，眠可。

四诊信息 舌质暗，苔白厚脉滑缓。

中医诊断 风瘾疹，为风邪袭表型。

西医诊断 荨麻疹。

治法 祛风养血。

方剂 消风散加减。

组成

生地黄30g　防风10g　荆芥10g　桂枝15g　生姜10g
生白术20g　生黄芪30g　乌枣15g　川牛膝10g　当归15g
炒苍术20g　白鲜皮20g　苦参15g　连翘15g　炙麻黄9g
赤小豆30g　地肤子15g　白芍15g　生甘草10g

7副　一日一剂　水煎服

2019年8月13日二诊：服药后，风团很少出现。上方去麻黄，7副，一日一剂，水煎服。

2019年8月27日三诊：上方服药后，风团消失。嘱续服7副，一日一剂，水煎服，巩固。后访痊愈。

方药分析 消风散功效：祛风化湿养血。主治：风瘾疹。符合本病证。

防风、荆芥祛风散邪，生地滋阴润燥，当归养血，苍术祛湿，白鲜皮、地肤子、苦参杀虫止痒，黄芪补气固表，白术健脾补气，麻黄发散风邪，甘草解毒，桂枝温通。

跟师体会 对荨麻疹，景教授辨证后，使用消风散加减治疗，且多与玉屏风散配伍，临床上收到很好疗效，病人很快痊愈。

[**按语**] 荨麻疹，《素问·四时刺逆从论》谓"风瘾疹"，清代称"风疹块"。汉代以前认为致病因素为风，主证是痒。宋代《三因极一病证方论》谓："皮肤间风。"清代《疡医大全》提出"疏风散热，托诊"的治疗原则。

[**病例2**] 患者巩某，男，37岁，2018年5月8日初诊。

主诉 全身皮肤高起圆形斑块2个多月。现病史：患者全身皮肤高起圆形斑块，色红瘙痒，遇风加重；化验尿酸高；纳可，便通。

四诊信息 舌质暗，苔白，脉滑弦。

中医诊断 风瘾疹，风疹块，为风热湿侵型。

西医诊断 荨麻疹。

治法 疏风养血，清热祛湿。

方药 消风散加减。

组成

炒苍术 20g　　川木通 6g　　生地黄 40g　　火麻仁 20g　　荆芥 10g　　防风 10g　　苦参 20g　　蝉蜕 15g　　炒僵蚕 15g　　秦艽 15g　　白鲜皮 30g　　桂枝 15g　　白芍 20g　　地肤子 20g　　当归 15g　　威灵仙 15g　　牛蒡子 15g　　生甘草 10g

14 副　一日一剂　水煎服

2018 年 5 月 22 日二诊：服药后，皮肤风团基本消失，瘙痒很少。上方去秦艽，14 副，一日一剂，水煎服。

2018 年 5 月 29 日三诊：服药后，风团全好，皮肤不痒。上方继服 7 副，一日一剂，水煎服，巩固。后访痊愈。

方药分析　消风散功效：消风养血，清热除湿。主治：风热湿侵证。符合本病证。

荆芥、防风疏风透热，苍术燥湿祛风，木通通利清热，生地滋阴凉血，麻仁滋阴润燥，苦参清热祛湿止痒，蝉蜕疏风透热，白鲜皮祛湿止痒，地肤子止痒消风，白芍、当归滋阴养血，威灵仙、秦艽除风祛湿、通利经络，生甘草解毒。

跟师体会　荨麻疹是临床常见多发病，病人很痛苦，瘙痒难忍。景教授对荨麻疹辨证用消风散加减治疗，收到很满意的效果，病人服药后，荨麻疹很快痊愈。

[按语] 荨麻疹清代称"风疹块"，《素问·四时刺逆从论篇》谓"风瘾疹"，宋代《三因极一病证方论》谓"皮肤间风"。清代《疡医大全》提出疏风、散热、托疹的治疗原则。中医认为鱼肉动风食物禁食。

十、痒风（1 例）

[**病例 1**] 患者韩某某，女，33 岁，2018 年 12 月 25 日初诊。

主诉 全身瘙痒走窜 1 个多月。现病史：全身瘙痒，上下串；月经量少，痰多，心烦急躁，眠较差，纳可，便通。

四诊信息 舌质暗，苔白厚，有齿印，脉沉滑缓。

中医诊断 痒风，为营卫不和型。

西医诊断 皮肤瘙痒证。

治法 补气养血，消风止痒。

方剂 消风散加减。

组成

川木通 6g　防风 10g　川牛膝 10g　炒苍术 30g　生地黄 40g　荆芥 10g　当归 15g　烫枳实 10g　法半夏 9g　厚朴 15g　陈皮 10g　蝉蜕 15g　制刺猬皮 9g　白鲜皮 20g　酒乌梢蛇 15g　桂枝 15g　白芍 30g　干姜 10g　乌枣 15g　苦参 20g　生甘草 10g

7 副　一日一剂　水煎服

2019 年 1 月 8 日二诊：服药后，全身瘙痒好了一半。上方加黄芪 30g，7 副，一日一剂，水煎服。

2019 年 1 月 15 日三诊：服药后，全身瘙痒已好。嘱上方续服 7 副巩固。后访痊愈。

方药分析 消风散功效：消风养血活血。主治：瘙痒症。符合本病证。

防风、荆芥祛风止痒，苍术祛湿，木通通络，川牛膝活血引药下行，当归补血养血，生地清热凉血，厚朴、枳实行气，半夏化痰湿，蝉蜕祛风止痒，刺猬皮止痒，白鲜皮祛湿止痒，苦参杀虫止痒，甘草调和诸药。

跟师体会 景教授对瘙痒多用消风散加虫类药物，临床收到良好疗效。

[按语] 皮肤瘙痒，《外科正传》称"痒风"。《灵枢·刺节真邪》曰：……搏于皮肤之间，其气外发，腠里开，毫毛摇，气往来行，则为痒。《外科大成》曰：风盛则痒。盖为风者，火之标也。凡风热客于皮肤，作痒起粟者，治宜疏风，血虚作痒者当凉血润燥，脾虚胃弱者为元气受伤。

十一、油风，鬼舔头（1例）

[**病例 1**] 患者牛某某，男，19 岁，2019 年 3 月 12 日初诊。

主诉　脱发 4 年。现病史：片状脱发反复发作；疲劳乏力。

四诊信息　舌质暗，舌体胖大，苔白，脉沉滑无力。

中医诊断　油风，鬼舔头，为血虚生风型。

西医诊断　斑秃。

治法　补气血，祛风化痰。

方药　八珍散合消风散加减。

组成

党参 30g　茯苓 20g　生白术 20g　桑枝 15g　当归 15g　生地黄 30g　防风 10g　荆芥 10g　胆南星 10g　白芍 15g　赤芍 15g　酒山茱萸 15g　酒乌梢蛇 15g　白鲜皮 15g　苦参 15g　盐车前子 20g　醋五味子 10g　麦冬 15g　生甘草 10g

7 副　一日一剂　水煎服

2019 年 3 月 19 日二诊：服药后，精神好，睡眠好，头发已不脱落了。上方加黄芪40g，7副，一日一剂，水煎服。

2019年3月26日三诊：服药后，头发脱落处有细小绒毛。上方去车前子，7副，一日一剂，水煎服。

党参30g　茯苓20g　生白术20g　桑枝15g　当归15g
生地黄30g　防风10g　荆芥10g　胆南星10g　白芍15g
赤芍15g　酒山茱萸15g　酒乌梢蛇15g　白鲜皮15g　苦参
15g　醋五味子10g　麦冬15g　生甘草10g　黄芪40g

7副　一日一剂　水煎服

方药分析　八珍散加减功效：补益气血，祛风除湿，清热养血。主治：风邪入侵证。符合本病证。

防风、荆芥祛风除湿，党参、白术、茯苓补中健脾，当归养血生发，生地清热凉血，白芍养阴生发，赤芍活血通络，山茱萸补肾养发，白鲜皮、苦参杀虫止痒，五味子、麦冬滋阴养血。

跟师体会　该病人为气血不足，风邪侵入致斑秃。景教授应用补气养血生发，应用八珍散加减除风清热的荆防、生地、赤芍，再加祛湿通络的苦参、乌蛇，并选用祛痘湿的胆南星、茯苓，使其共奏，气血得补，痘湿去，经络通畅，使毛发生长，临床收到良好效果。

[**按语**]　片状头发脱落，《难经》称"毛落"，《内经》称"发落"，《诸病源候论》称"鬼舔头"，明清外科用油风病名。《诸病源候论·鬼舔头候》曰：人有风邪在头，有偏虚处，则发脱落，肌肉枯死，或如钱大，或如指大，发不生，亦不痒，故谓之鬼舔头。多由血热生风，血瘀毛窍，气血两虚，肝肾不足，治疗当滋补精血，凉血息风，活血通窍，气血双补等。

十二、自汗（3 例）

[病例] 患者段某某，女，40 岁，2018 年 12 月 26 日初诊。

主诉 产后出汗，恶露淋漓不停 1 个多月。现病史：产后不到 1 个月，汗多，恶露不止。

四诊信息 舌质淡红，舌体胖大，苔白厚，脉沉缓。

中医诊断 自汗，为气血虚型。

西医诊断 植物神经功能紊乱。

治法 补气养血，固表止汗。

方剂 生脉饮当归补血汤合生化汤加减。

组成

党参 30g　醋五味子 10g　麦冬 15g　当归 20g　白芍 15g　生黄芪 30g　生龙骨 30g　浮小麦 30g　百合 20g　炒山药 30g　桑叶 20g　炮姜 15g　川芎 15g　盐补骨脂 15g　菟丝子 15g　茯苓 20g　陈皮 10g　炙甘草 10g

7 副　一日一剂　水煎服

2019 年 1 月 9 日二诊：服药后，出汗减少，恶露减少。

上方加生牡蛎20g，14副，一日一剂，水煎服。

2019年1月23日三诊：服药后，出汗基本好了，恶露已基本无。继服上方，14副，一日一剂，水煎服，巩固疗效。后访痊愈。

方药分析 生脉饮功效：补益气血。主治：气血虚所致的汗证。符合本病证。

生脉饮、当归补血汤益气补血敛汗，白芍补阴血，生龙骨收敛固表，浮小麦收敛止汗，山药补气血，炮姜温中暖宫，川芎活血治恶露，补骨脂、菟丝子补肾阳，茯苓利水健脾，陈皮健脾，百合固肺敛汗。

跟师体会 对于自汗，景教授辨证应用生脉饮、当归补血汤，恶露用生化汤，三方合用加减共同治疗，因产后而致自汗不固，临床收到很好疗效。

[**按语**]《临证指南医案·汗》曰：阳虚自汗，治宜补气以卫外，阴虚盗汗，治当补阴以营内。《景岳全书·汗证》对汗证作了整理，认为一般情况下自汗属阳虚，盗汗属阴虚，但"自汗盗汗亦各有阴阳之证，不得谓自汗必属阳虚，盗汗必属阴虚也"。在治疗中，要认清阳虚中有阴虚、阴虚中有阳虚的特点，辨证地用药。

[**病例2**] 患者王某某，女，64岁，2019年6月26日初诊。

主诉 全身出汗，白天多汗，夜里盗汗；咽干，腰酸膝软，心烦，急躁。

四诊信息 舌质红，少苔，脉沉细。

中医诊断　汗证，为肝肾阴虚型。

西医诊断　更年期综合征。

治法　滋阴补肝肾，收敛止汗。

方剂　六味地黄丸加减。

组成

熟地黄40g　生地黄50g　山药30g　山萸肉15g　丹皮10g　泽泻15g　茯苓12g　补骨脂15g　生牡蛎30g　生龙骨（先煎）30g　浮小麦40g　五味子10g　炒栀子12g　淡豆豉15g　麻黄根9g

6 副　一日一剂　水煎服

2019 年 7 月 2 日二诊：服药后，汗出减少。上方继服 6 副，一日一剂，水煎服。

2019 年 7 月 9 日三诊：服药后，汗出基本好转，心烦、咽干、腰酸好转。上方加黄芪30g，玄参30g，去淡豆豉、炒栀子，6 副，一日一剂，水煎服。

熟地黄40g　生地黄50g　山药30g　山萸肉15g　丹皮10g　泽泻15g　茯苓12g　补骨脂15g　生牡蛎30g　生龙骨（先煎）（10g）30g　浮小麦40g　五味子10g　黄芪30g　麻黄根9g　玄参30g

6 副　一日一剂　水煎服

服药后，后访痊愈。

方药分析　六味地黄丸功效：滋补肝肾。主治：肝肾阴虚证，符合本病证。

熟地滋补肝肾阴，生地凉血补肝肾阴，山药补气血，山萸肉补肾阴，丹皮凉血活血，泽泻清热利湿，茯苓健脾利水，补骨脂补肾阳，黄芪补气收敛汗，生龙骨收敛止汗，浮小麦、麻黄根收敛止汗，五味子补阴敛汗，栀子、豆豉清热除烦。

跟师体会 景教授对肝肾阴虚致的汗出心烦，多用六味地黄丸加龙骨牡蛎加减治疗，临床收到很好疗效。

[按语]《金匮要略·水气病脉证并治》首先记载了"盗汗"的名称，并认为由虚劳所致者较多。叶天士《临证指南医案·汗》谓：阳虚自汗，治宜补气以卫外，阴虚盗汗治当补阴以营内。

[病例3] 患者李某某，男，43岁，2017年8月16日初诊。

主诉 上半身出汗1年多。现病史：上半身出汗1年多；心烦，急躁，便秘，高脂血症，饮食、睡眠不规律。

四诊信息 舌质红，苔薄黄而干，脉弦。

中医诊断 汗证，属阴虚火旺型。

西医诊断 多汗症。

治法 滋阴泻火，固表止汗。

方剂 当归六黄汤加减。

组成

生黄芪50g 黄芩15g 当归20g 黄连10g 生地黄30g 熟地黄30g 茯苓20g 黄柏15g 生山楂30g 紫苏梗15g 葛根30g 生龙骨（先煎）30g 生牡蛎（先煎）30g 石菖蒲15g 炒决明子20g 生甘草10g

7副 一日一剂 水煎服

2017年8月23日二诊：服药后，上半身出汗已减少，心烦、心躁减轻。上方加栀子12g，丹皮12g，7副，水煎服，一日一剂。

2017年8月30日三诊：服药后，汗出基本好了，心烦急躁平稳，大便通。上方去炒决明子，7副，一日一剂，水煎服。

生黄芪50g　黄芩15g　当归20g　黄连10g　生地黄30g　熟地黄30g　茯苓20g　黄柏15g　生山楂30g　紫苏梗15g　葛根30g　生龙骨（先煎）30g　生牡蛎（先煎）30g　石菖蒲15g　生甘草10g　栀子12g　丹皮12g

7副　一日一剂　水煎服

后访痊愈。

方药分析　当归六黄汤主治功效：滋阴泻火，固表止汗。主治：阴虚火旺证。

黄芪固表止汗、收敛，黄柏、黄芩、黄连、生地黄、熟地黄、当滋阴清热燥湿，当归补血，茯苓健脾利湿，苍术祛湿，生龙骨、生牡蛎平肝潜阳，甘草调和诸药，葛根滋阴生津，生山楂活血通络、降脂。

跟师体会　景教授用当归六黄汤滋阴清内热，固表止汗，药物与本证相符合，起到内热清、补阴为本，兼收敛止汗、固表的功效。

[**按语**]汗证由于阴阳失调，腠理不固。《内经》认为汗液是人体津液。《灵枢·五癃津液别》曰：天暑衣厚则腠理开，故汗出……《医宗必读·汗》曰：心之所藏，在内者为血，在外者为汗。汗者心之液而肾主五液，故汗证未有不由心肾虚而得者。

十三、痞满（1 例）

[病例1] 杜某某，男，61 岁，2018 年 3 月 7 日初诊。

主诉 胃脘胀满 2 周余。现病史：胃脘胀满，便秘，头晕，纳差，乏力，恶心，呕吐。

四诊信息 舌质淡，舌苔微黄厚腻，脉滑。

中医诊断 痞满，湿阻中焦型。

西医诊断 胃炎。

治法 清热化湿，通腑消痞。

方剂 半夏泻心汤加减。

组成

半夏6g　干姜10g　茯苓20g　陈皮10g　竹茹15g　苏子15g　苏梗15g　黄芩15g　黄连10g　党参20g　胆南星15g　川牛膝10g　生大黄10g　生甘草10g　大枣10g　枳实10g　厚朴15g

7 副　一日一剂　水煎服

2018 年 3 月 14 日二诊：服药后，胃脘胀满减轻，每天能排便。上方加白术 10g，7 副，一日一剂，水煎服。

2018年3月21日三诊：服药后，胃脘胀满明显好转，纳可。上方去苏子，7副，一日一剂，水煎服。后访痊愈。

方药分析 半夏泻心汤功效：寒热互用，消痞。主治：寒热错杂痞证。符合本病证。

半夏祛湿降逆消痞满，干姜温中，黄芩、黄连清上中焦湿热，茯苓利水健脾，陈皮理气健脾，竹茹清热止呕，党参补中健脾，胆南星清热祛痰，生大黄、枳实、厚朴泄热通腑，大枣、甘草调和诸药、和中健脾胃。

跟师体会 景教授为痞满辨证用半夏泻心汤加减治疗，配合调胃承气汤使脾升胃降，祛湿、通腑、消痞，疗效明显，病人服药痊愈。

[**按语**]《素问·至真要大论》曰：太阳之复……心胃生寒，胸隔不利，心下痞满。《景岳全书·痞满》曰：凡有邪有滞而痞者，实痞也；无邪无滞而痞者，虚痞也。《伤寒论·辨太阳病脉证并治》曰：……但满而不痛者，此为痞。……半夏泻心汤主之。

十四、呃逆（1例）

[**病例1**] 患者王某某，男，18 岁，2017 年 12 月 27 日初诊。

主诉 胃脘不适，打嗝、呕吐 1 周。现病史：胃脘胀满，纳差，打嗝，嗳气，反复呕吐，吐涎沫，疲劳乏力。

四诊信息 舌质淡，苔白，脉弱。

中医诊断 呃逆，脾胃虚弱型。

西医诊断 膈肌痉挛。

治法 降逆和胃，健脾益气。

方剂 旋覆代赭汤加减。

组成

党参20g　茯苓15g　代赭石20g　旋覆花15g　炒神曲20g　炒山楂20g　炒鸡内金15g　法半夏9g　生姜15g　生桃仁10g　大枣10g　全瓜蒌20g　炒决明子20g　甜叶菊3g　生甘草3g

7 副　一日一剂　水煎服

2018 年 1 月 3 日二诊：服药后，胃胀、打嗝减轻，基本不呕吐了。上方加白术 15g，7 副，一日一剂，水煎服。

2018 年 1 月 10 日三诊：服药后，已不打嗝不呕吐，胃胀愈。上方继服，7 副，一日一剂，水煎服。后访痊愈。

方药分析　旋覆代赭汤功效：降逆化痰，健脾和胃。主治：胃脘胀满，呕吐反胃证。符合本病证。

党参补中气，茯苓健脾利湿，代赭石降逆，旋覆花降逆止呕，炒神曲、炒山楂、炒鸡内金消食健脾，生桃仁活血破血，全瓜蒌、炒决明子润肠通便。

跟师体会　景教授对痞满、呃逆辨证使用旋覆代赭汤加减治疗，临床上使用起到独特的疗效，病人很快痊愈。

[按语]《内经》无"呃逆"之名，记称"哕"即是本病。《三因极一病证方论·哕逆论证》曰：大率胃实即噫，胃虚则哕，此由胃中虚，膈上热，故哕。朱丹溪称为"呃逆"。《景岳全书·呃逆》曰：哕者，呃逆也……《证治汇补·呃逆》治则：当降气化痰和胃为主，随其所感而用药……

十五、胃痛（3 例）

[**病例 1**] 患者金某某，男，73 岁，2018 年 3 月 21 日初诊。

主诉 胃痛 1 周。现病史：患者胃痛，怕冷，呃逆，大便不通。

四诊信息 舌质暗，苔白厚，脉弦滑。

中医诊断 胃痛，寒凝气滞型。

西医诊断 胃炎。

治法 温胃散寒，行气止痛。

方剂 吴茱萸汤加减。

组成

法半夏 9g　党参 20g　茯苓 20g　吴茱萸 5g　生姜 15g　陈皮 10g　旋覆花 15g　瓜蒌 20g　元胡 20g　砂仁 6g　莱菔子 20g　大枣 10g　炙甘草 10g

7 副　一日一剂　水煎服

2018 年 3 月 28 日二诊：服药后，胃痛减轻，怕冷好转。上方加吴茱萸 8g，去瓜蒌，7 副，一日一剂，水煎服。

2018 年 4 月 4 日三诊：服药后，胃痛未发，已不怕冷，呃逆已平。效不更方，继服上方 7 副，一日一剂，水煎服，巩固。后访痊愈。

方药分析 吴茱萸汤功效：温中散寒止痛。主治：寒邪侵胃，气机被遏之胃痛。

吴茱萸、生姜、温胃散寒止痛，党参健脾益气，半夏祛湿降逆，莱菔子行气、茯苓利水健脾，元胡理气止痛，砂仁养胃，行气。大枣、炙甘草温中调中缓急止痛。旋覆花降逆和胃。

跟师体会 景教授治疗胃脘痛，寒邪侵胃型，重用吴茱萸、生姜，用吴茱萸汤配伍加减起到祛寒行气治胃痛、止呃逆的作用。

[**按语**]《素问·举痛论》曰：寒气客于脉外，则脉寒，脉寒则缩踡，缩踡则脉绌急，绌急，则外引小络，故卒然而痛，得炅则痛立止，因中于寒，则痛久矣。寒气客于肠胃之间，膜原之下，血不得散，小络急故痛。寒邪客于经脉之外，阳气受到伤害，则经脉亦寒。寒主收引凝滞，阳气失于温煦，故经脉拘急收缩，气血阻滞而胃痛。《灵枢·经脉》曰：脾，足太阴之脉……胃脘痛，腹胀善噫，得后与气则快然如衰。《兰室密藏》中提出"胃脘痛"一门。

[**病例 2**] 患者任某某，男，32 岁，2017 年 12 月 20 日初诊。

主诉 胃痛、胃胀 6 个月，现病史：胃痛、胃胀，烦躁易怒。

四诊信息 舌质暗，苔白，脉弦而缓。

中医诊断 胃痛，肝胃不和型。

西医诊断 慢性萎缩性胃炎。

治法 舒肝解郁，健脾和胃。

方剂 柴胡舒肝散加减。

组成

醋柴胡 10g 醋香附 15g 郁金 20g 白芍 30g 当归 15g 炒神曲 20g 白及 10g 炒麦芽 15g 连翘 15g 醋三棱 15g 炒山药 20g 茯苓 20g 党参 30g 绵萆薢 30g 生白术 30g 炒薏苡仁 30g 紫苏梗 15g 炒紫苏子 15g 炒白芥子 15g 生甘草 10g

14 副 一日一剂 水煎服

2018 年 1 月 9 日二诊：服药后，偶作胃胀减轻，心情平稳。上方加元胡 20g，14 副，一日一剂，水煎服。

2018 年 1 月 23 日三诊：服药后，胃痛、胃胀基本痊愈，很少发病。上方改三棱 6g，去萆薢，14 副，一日一剂，水煎服，巩固治疗。

醋柴胡 10g 醋香附 15g 郁金 20g 白芍 30g 当归 15g 炒神曲 20g 白及 10g 炒麦芽 15g 连翘 15g 醋三棱 6g 炒山药 20g 茯苓 20g 党参 30g 生白术 30g 炒薏苡仁 30g 紫苏梗 15g 炒紫苏子 15g 炒白芥子 15g 生甘草 10g 元胡 20g

14 副 一日一剂 水煎服

后访痊愈。

方药分析 柴胡疏肝散功效：疏肝解郁、健脾和胃。主治：肝胃不和证。符合本病证。

柴胡、香附、郁金舒肝解郁，白芍、当归补阴血，白及收敛止血，三棱破血止痛，炒麦芽消食健脾，连翘清热止痛，茯苓、党参、白术、炒薏苡仁健脾补气祛湿，萆薢分利清浊、健脾，苏子、白芥子下气止痛，甘草调和中焦止痛。

跟师体会 胃痛是临床常见多发病，特别是肝胃不和引起的胃痛更是常见。景教授应用柴胡疏肝散治疗肝胃不和的胃痛，临床治疗独特。

[**按语**]《灵枢·邪气脏腑病形》指出：胃病者，腹䐜胀，胃脘当心而痛。上支两胁……取之三里也。《杂病源流犀烛·胃痛》中强调肝气犯胃作用。《医学真传·心腹痛》提出"通"法：……调气以和血，调血以和气，通也。木强克土应疏柔肝健脾。

[**病例 3**] 患者闫某某，男，48 岁，2017 年 12 月 13 日初诊。

主诉 胃痛脐周发凉 20 余年。现病史：胃痛脐周发凉，鼻咽干燥，大便不成形，伴下肢及全身怕冷。

四诊信息 舌质色淡红，苔腻，脉弦尺沉弱。

中医诊断 胃痛，为脾胃虚寒型。

西医诊断 慢性胃炎。

治法 温阳祛寒，补气健脾。

方剂 附子理中丸加减。

组成

党参 30g　茯苓 20g　制附子 15g　炒白术 30g　炒山药 30g　黄芩 15g　炒神曲 20g　炒山楂 15g　制吴茱萸 5g　干姜 10g　生龙骨（先煎）30g　生牡蛎（先煎）30g　盐补骨

脂 15g　大腹皮 20g　桂枝 10g　当归 15g　白芍 15g　煨肉豆蔻 12g　茯神 20g　木瓜 20g　怀牛膝 10g　桑寄生 30g　盐杜仲 20g

14 副　一日一剂　水煎服

2017 年 12 月 26 日二诊：服药后，胃痛减轻，怕冷好转。上方加元胡 20g，14 副，一日一剂，水煎服。

2018 年 1 月 10 日三诊：服药后，胃痛好转，痛的次数少了，能忍受了，肚脐不太凉了。上方继服 21 付，一日一剂，水煎服。后访痊愈。

方药分析　附子理中丸功效：温阳祛寒，补气健脾。主治：脾胃虚寒证。符合本病证。

制附子温阳散寒，党参、白术、山药健脾补气，茯苓健脾利水，神曲、山楂消食健脾，吴茱萸、干姜温中祛寒健脾，龙骨、牡蛎收敛，补骨脂补肾阳、健脾阳，桂枝温通经脉，黄芩清热燥湿，当归、白芍补阴血，肉豆蔻健脾化湿，茯神安神，牛膝、杜仲、寄生补肾祛湿。

跟师体会　景教授治疗脾胃虚寒证，选用附子理中丸加减，对于脾胃虚寒的病人疗效显著，补脾阳，脾阳强壮，肾阳也强壮。在临床上，往往脾肾阳同治、互补，可达到理想的疗效。

[按语]《医学正传·胃脘痛》对胃脘痛与心痛进行了鉴别：古方九种心痛……详其所由，皆在胃脘，而实不在于心也。《寿世保元·心胃痛》强调饮食失调和胃痛发病中的作用。《景岳全书·心腹痛》曰：胃脘痛证，多有因食、寒、因气不顺者，然因食因寒，亦无不皆关于气，盖停食则气滞，寒留则气凝，所以治痛之要，但察其果属实邪，皆当以理气为主。

十六、癥瘕（1 例）

[**病例 1**] 患者付某某，女，50 岁，2019 年 4 月 16 日初诊。

主诉　子宫肌瘤半年余。现病史：少腹痛，月经紊乱，眠差，易醒，疲劳乏力。

四诊信息　舌质暗，苔白，脉弱。

医学检查　B 超示子宫肌瘤。

中医诊断　癥瘕，气虚血瘀型。

西医诊断　子宫肌瘤。

治法　补气养血，活血通络。

方剂　桂枝茯苓丸加减。

组成

党参 30g　　茯苓 20g　　生白术 20g　　桂枝 15g　　牡丹皮 10g　　醋三棱 15g　　醋莪术 15g　　醋五味子 10g　　麦冬 15g　生黄芪 30g　　当归 15g　　川牛膝 10g　　生牡蛎 30g　　生龙骨 30g　　黛蛤散 10g　　生甘草 10g

14 副　一日一剂　水煎服

2019 年 4 月 30 日二诊：服药后，少腹痛减轻，睡眠也稍有好转。上方加桃仁 12g，14 副，一日一剂，水煎服。

2019 年 5 月 14 日三诊：服药后，少腹基本不痛，精神好转。上方改三棱 10g、莪术 10g，14 副，一日一剂，水煎服。后访，少腹早已不痛了，子宫肌瘤准备做 B 超检查。

方药分析　桂枝茯苓汤功效：温通经络，活血化瘀。主治：瘀阻胞宫，少腹疼痛。符合本病证。

当归补血活血，茯苓利水健脾，白术健脾，桂枝温通经络，丹皮凉血活血，三棱、莪术破血散瘀，党参、五味子、麦冬调补气血，扶正气，黄芪补气养血，川牛膝活血引药下行，生甘草调和诸药。

跟师体会　景教授对子宫肌瘤进行辨证，用桂枝茯苓丸活血补血、温通散结、祛瘀治疗，收到很好疗效，病人腹痛痊愈。

[**按语**]《素问·举痛论》曰：寒气客于肠胃之间，膜原之下，血不得散，小络急引故痛。热气留于小肠，肠中痛，瘅热焦渴，则坚干不得出，故痛而闭不痛矣。《诸病源候论》曰：凡腹急痛，此里之有病。《古今医鉴》曰：是寒则温之，是热则清之，是痰则化之，是血则散之，是虫则杀之，临证不可惑也。《金匮要略·妇人妊娠病脉证并治》曰：妇人宿有癥病……桂枝茯苓丸主之。

十七、积聚（1 例）

[**病例 1**] 患者周某某，男，59 岁，2018 年 3 月 28 日初诊。

主诉 肝囊肿结节 4 年。现病史：多发肝囊肿，结节；消瘦，纳可，便通，眠可。

四诊信息 舌质暗，裂纹，苔白腻，脉弦滑。

中医诊断 积聚，为气滞血瘀阻络型。

西医诊断 肝囊肿。

治法 舒肝活血化瘀。

方剂 柴胡疏肝散加减。

组成

醋柴胡 10g　醋香附 15g　郁金 20g　当归 15g　白芍 15g　醋三棱 15g　醋莪术 15g　茯苓 20g　皂角刺 15g　炒川楝子 9g　炒薏苡仁 30g　冬瓜皮 15g　枳实 10g　土茯苓 30g　川芎 15g　炙甘草 6g

14 副　一日一剂　水煎服

2019 年 4 月 11 日二诊：服药后，自觉肝区柔软。上方加鳖甲 30g，桂枝 10g，14 副，一日一剂，水煎服。

2019 年 4 月 25 日三诊：服药后，右肋柔软，心情舒畅。上方改三棱 10g，莪术 10g，14 副，一日一剂，水煎服。

醋柴胡 10g　醋香附 15g　郁金 20g　当归 15g　白芍 15g　醋三棱 10g　醋莪术 10g　茯苓 20g　皂角刺 15g　炒川楝子 9g　炒薏苡仁 30g　冬瓜皮 15g　枳实 10g　土茯苓 30g　川芎 15g　炙甘草 6g　鳖甲 30g　桂枝 10g

14 副　一日一剂　水煎服

半年后访痊愈。

方药分析　柴胡疏肝散功效：舒肝解郁，活血通络。主治：肝郁血瘀证。符合本病证。

柴胡、香附、郁金舒肝解郁，白芍、当归补肝阴软坚，三棱、莪术破血活络，茯苓利水健脾，皂角刺祛痰，川楝子舒肝通络，薏苡仁、冬瓜皮、土茯苓利湿祛湿，川芎活血通络，枳实破气消积，化痰散痞。白术健脾补气，鳖甲软坚，桂枝温通。共奏温通散寒、活血化瘀和消结节之功。

跟师体会　景教授对积聚血瘀气滞应用柴胡舒肝散加破血活血软坚药治疗，收到良好疗效。

[**按语**]《灵枢·五变》曰：人之善病肠中积聚者……如此则肠胃恶，恶则邪气留止，积聚仍伤。《金匮要略·五脏风寒积聚病脉证并治》曰：积者，脏病也，终不移，聚者，腑病也，发作有时。《景岳全书·杂证谟》认为积聚治疗"然欲总其要，不过四法：曰攻、曰消、曰散、曰补、四者皆已"。

十八、胁痛（3例）

[病例1] 患者王某某，女，46岁，2018年11月14日初诊。

主诉 胆结石半年。现病史：右胁痛疼，大便不畅，急躁易怒，纳可。

四诊信息 舌质暗，苔白，脉弦。

医学检查 B超示胆结石。

中医诊断 胁痛，为肝胆湿热瘀阻型。

西医诊断 胆结石。

治法 舒肝祛瘀，清热利湿，通络排石，止痛。

方剂 胆道排石汤。

组成

柴胡10g　香附15g　郁金20g　黄芩15g　川楝子9g
当归15g　元胡20g　白芍15g　金钱草30g　海金沙30g
生鸡内金20g　瓜蒌20g　木香6g　枳实10g　生大黄10g

6副　一日一剂　水煎服

2018年11月21日二诊：服药后，右胁疼痛减轻，大便通，急躁平稳。上方加滑石粉 18g，生甘草 6g，7 副，一日一剂，水煎服。

2018 年 11 月 28 日三诊：服药后，右胁已不痛，便通，B超见结石消失。上方续服 7 副，一日一剂，水煎服，巩固治疗。后访，胆结石痊愈。

药物分析 胆道排石汤功效：清肝胆湿热，排除结石。主治：肝胆湿热证，胆结石证。符合本病证。

柴胡、香附、郁金舒肝解郁，黄芩清肝胆热，元胡止痛，白芍柔肝，金钱草、海金沙、鸡内金为消石药物，大黄通泻腑实，瓜蒌通肠，滑石、甘草为六一散，清热利湿，枳实破气。

跟师体会 此病人胆结石，景教授应用排石汤辨证加减治疗，病人服药后，右胁痛疼好转，大便通畅，继续巩固治疗，消除结石。

[**按语**]《灵枢·经脉》曰：胆足少阳之脉，是动则病口苦，善太息，心胁痛，不能转侧。《素问·脏气法时论》曰：肝病者，两胁下痛引少腹，令人善怒。《证论汇补·胁痛》曰：因暴怒伤触，悲哀气结，饮食过度，风冷外侵，跌扑伤形……或痰积流注，或淤血相搏，皆为痛。治当伐肝泻火为要，不可骤用补气之剂……

[**病例 2**] 患者权某某，女，78 岁，2017 年 12 月 20 日初诊。

主诉 右胁绞痛 1 个月。现病史：患者右胁疼痛难忍，口苦、咽干，急躁易怒，胃胀痛，出汗多，便秘，消瘦；有高血压（170/100mmHg）。

四诊信息 舌质暗，苔白厚腻，脉弦。

医学检查 B超示肝肾囊肿。

中医诊断 胁痛，为肝气郁结型。

西医诊断 肋间神经痛，高血压病。

治法 舒肝解郁，理气散结。

方剂 四逆散合柴胡疏肝散加减。

组成

醋柴胡10g 醋香附15g 郁金30g 当归20g 白芍20g 醋延胡索30g 烫枳实10g 川芎15g 生白术20g 罗布麻叶15g 天麻15g 地龙15g 葛根30g 生龙骨（先煎）30g 生牡蛎（先煎）30g 豨莶草30g 川牛膝10g 鸡血藤30g 全蝎3g 薤白20g 生黄芪30g 桂枝15g 生甘草10g

7副 一日一剂 水煎服

2017年12月27日二诊：服药后，右胁疼痛好转，血压150/95mmHg。上方加川楝子10g，7副，一日一剂，水煎服。

2018年1月3日三诊：服药后，右胁不痛，血压140/90mmHg，口苦，咽干已愈。上方去薤白，7副，一日一剂，水煎服。后访，痊愈。

方药分析 四逆散功效：解郁舒肝。主治：肝脾不和、郁热、胁痛等证。符合本病证。

柴胡、香附、郁金舒肝解郁，当归、白芍补阴血，葛根解痉镇痛，元胡理气止痛，枳实破气行滞，川芎活血化瘀，白术健脾，罗布麻叶、天麻平肝阳，地龙活络止痛，龙骨、牡蛎收敛平肝潜阳，豨莶草活血通脉，川牛膝补肝肾，鸡血藤、全虫活血通络，薤白通阳散结，黄芪补气，桂枝通阳通络，甘草调和诸药。

跟师体会 景教授治疗胁痛，用四逆散加平肝阳、活络通脉的药物治疗，既疏肝又健脾，通络散结，治疗胁痛、肝囊肿疗效好。

[按语]《素问·气交变大论》曰：岁木太过，风气流行……民病……反胁痛而吐甚。《素问·阴阳应象大论》：风气通于肝。故木运太过，风气偏胜，导致人体肝气亦胜，肝失疏泄之职，故见胁痛，肝气太盛，横逆犯胃，胃气不和，上逆作吐。治应"木郁达之""火郁发之"，以开郁为主。

[病例3] 患者李某，男，67岁，2017年11月1日初诊。

主诉 右胁及右腹胀痛1年余。现病史：患者右胁及右腹胀痛、串痛，阴囊潮湿；疲劳乏力，急躁心烦，善太息，每晚入睡难，夜里胁痛加重；纳可，便通；有酒精肝病史。

四诊信息 舌质淡红，苔白厚腻，脉弦滑。

中医诊断 胁痛，为肝郁气滞型。

西医诊断 肋间神经痛

治法 舒肝解郁，理气通络。

方剂 柴胡疏肝散合三妙丸加减。

组成

醋柴胡10g　醋香附15g　郁金20g　青黛（包煎）10g　白芍15g　当归15g　炒苍术30g　茯苓20g　全蝎3g　炒僵蚕15g　烫枳实12g　败酱草30g　白花蛇舌草15g　夏枯草30g　黄柏15g　川牛膝10g　炒神曲20g　炒川楝子9g　垂

盆草 30g　　生地黄 30g　　生甘草 10g

21 副　一日一剂　水煎服

2017 年 11 月 22 日二诊：服药后，右胁胀痛好转，已不串痛，阴囊潮湿好转，口苦仍有。上方加黄芩 15g，改茯苓 15g，服 14 副，一日一剂，水煎服。

2017 年 12 月 6 日三诊：服药后，右胁胀痛基本消失，不口苦，心情舒畅，夜间不痛了，不醒了。上方去全蝎，改青黛 5g，服 14 副，一日一剂，水煎服。

醋柴胡 10g　　醋香附 15g　　郁金 20g　　青黛（包煎）5g　　白芍 15g　　当归 15g　　炒苍术 20g　　茯苓 15g　　炒僵蚕 15g　　烫枳实 12g　　败酱草 30g　　白花蛇舌草 15g　　夏枯草 30g　　黄柏 15g　　川牛膝 10g　　炒神曲 20g　　炒川楝子 9g　　垂盆草 30g　　生地黄 30g　　生甘草 10g　　黄芩 15g

14 副　一日一剂　水煎服

后访，胁痛痊愈。嘱禁酒。

方药分析　柴胡疏肝散功效：疏肝理气，通络止痛。主治：肝郁气滞、胁痛。符合本病证。

柴胡、香附、郁金、川楝子疏肝理气、解郁止痛，白芍、当归养血柔肝，茯苓、苍术祛湿健脾，枳实通气泻下，败酱草、垂盆草、白花蛇舌草清热解毒，全蝎、僵蚕通络止痛，夏枯草清肝软坚散结，牛膝引药下行，生地黄清热凉血、养阴生津，黄柏清下焦湿热，神曲消食，甘草调和药物。

跟师体会　景教授对胁痛病人根据辨证使用柴胡疏肝散，临床收到良好的疗效，同时考虑肝郁的气、血、湿、热、虚、实辨证加减用药，收到良好的疗效，患者因为兼有下焦湿热，将其内加入三妙丸也收到很好疗效。

[**按语**]《素问·大奇论》曰"肝雍两胠满"，指肝气雍塞致胁满。肝脏为邪气雍滞，气机阻闭，影响其经脉，则经气也雍滞不畅。肝脉络布胁肋，故见两胁胀满。《灵枢·邪客》曰：肝有邪，则气流于两腋。肝经行胁肋，故肝脏受邪，邪气能随经脉流注两胁，两胁胀痛。治疗上一方面清利湿热，一方面疏利肝胆气机解其郁。

十九、泄泻（4例）

[**病例1**] 患者马某某，男，54岁，2018年5月9日初诊。

主诉 腹泻半年。现病史：患者腹泻，腹部不适则泻，每日5~6次，泻后则腹部好转。血糖不高，血压正常，小腹冷感，头蒙，急躁，尿味重，疲劳乏力。

四诊信息 舌质暗红，舌体胖大，苔白厚腻，脉沉弦。

中医诊断 泄泻。

西医诊断 肠易激综合征。

治法 补脾土泄肝郁。

方剂 痛泻要方加减。

组成

醋柴胡10g　醋香附15g　郁金20g　当归15g　防风15g　白芍30g　陈皮10g　炒神曲15g　醋三棱15g　黄芩15g　干姜10g　大腹皮15g　盐车前子20g　生地黄30g　败酱草30g　旋覆花15g　炒白术30g　炒苍术30g　天麻15g　川牛膝10g　黄柏15g　柯子肉12g　合欢草10g　炙

甘草6g

　　7副　一日一剂　水煎服

　　2018年5月16日二诊：服药后，腹泻减轻，每日1~2次，急躁也缓了。上方改陈皮15g，三棱5g，生地黄10g，去黄柏，7副，一日一剂，水煎服。

　　2018年5月23日三诊：上方去三棱，服7副，一日一剂，水煎服，巩固，而愈。

　　方药分析　痛泻要方功效：补脾泻肝。主治：肝旺脾虚证。符合本病证。

　　柴胡、香附、郁金舒肝解郁，防风散风，疏肝健脾止泻，陈皮理气健脾，白术健脾燥湿，白芍、当归养血柔肝，神曲消食健脾，三棱破血祛瘀，黄芩清肝胆热，干姜温中健脾，败酱草清肠道热腐，车前子利水，生地补阴凉血，旋覆花降胃气，苍术燥湿健脾，柯子肉收敛，炙甘草调和诸药，健脾胃。

　　跟师体会　景教授对于肠鸣腹痛泄泻特别喜欢选痛泻要方加减配伍，临床疗效独特。对于肠易激综合征，西医较难治疗，中医临床疗效较好。

　　[按语]《内经》曰：脾胃为后天之本，气血生化之源，胃主受纳、脾主运化。《素问·灵兰秘典论》曰：脾胃者，仓廪之官，五味出焉。本患者脾胃功能运化失调，肝郁克脾，故腹泄不化，治以舒肝健脾，扶脾柔肝，脾健而运化功能强而泄愈。

　　[**病例2**]患者刘某某，女，31岁，2018年10月31日初诊。

主诉 胃下坠，大便稀 2 个月。现病史：胃脘坠胀，疲劳乏力，大便稀，面黄。

四诊信息 舌质暗，舌体胖大，苔白厚，脉沉缓。

医学检查 幽门螺旋杆菌阳性。

中医诊断 泄泻，为脾胃虚弱，中气下陷型。

西医诊断 肠胃炎。

治法 补中益气，升阳举陷。

方剂 补中益气汤加减。

组成

生黄芪 30g　党参 30g　茯苓 20g　生白术 20g　法半夏 9g　厚朴 15g　炒苍术 20g　炒建神曲 20g　炒鸡内金 20g　炒山楂 15g　陈皮 10g　升麻 10g　当归 15g　柴胡 10g　炒麦芽 30g　砂仁 6g　炒山药 30g　煨肉豆蔻 15g

7 副　一日一剂　水煎服

2018 年 11 月 14 日二诊：服药后症状好转，下坠基本上好了，便也成形了。上方加炙甘草 15g，服 14 副，一日一剂，水煎服，而愈。

方药分析 补中益气汤功效：补气益气，健脾止泻。主治：疲乏，便溏证。符合本病证。

生黄芪、党参、白术补中气健脾止泻，茯苓利水健脾止泻。法半夏、苍术燥湿健脾，厚朴理气，升麻、柴胡提升中气，当归补血活血，神曲、鸡内金、炒麦芽、砂仁、山楂消食健脾止泻，陈皮健脾止泻，肉豆蔻温中健脾止泻。

跟师体会 景教授对脾胃虚弱者选用补中益气汤补气健脾举中焦之阳气而止泻，本例加助消化健脾等药物起到很好疗效，病人服药很快痊愈。

[**按语**] 泄泻的治疗大法为运脾化湿，根据泄泻脾虚湿盛，急性泄泻多以湿盛为主，重在化湿，佐以分利，再根据寒热和湿热的不同，分别采用温化寒湿与清化湿热。本患者中气下陷，气虚而致，张景岳说：脾弱者因虚所以易泻，因泻所以愈虚，盖关门不固则气随泻去。故终致"愈利愈虚""元气下陷"之后果，主张补剂加固剂药。

[**病例 3**] 患者彭某某，女，44 岁，2018 年 12 月 26 日初诊。

主诉 五更泻 20 年。现病史：五更泻，怕冷，甲减。

四诊信息 舌质暗，舌体胖大，裂纹舌，苔白厚，脉沉。

中医诊断 五更泻，为脾肾阳虚型。

西医诊断 慢性腹泻。

治法 温补脾肾，固涩止泻。

方剂 四神丸加附子理中丸加减。

组成

黑顺片（先煎）20g 桂枝 15g 大枣 15g 酒山茱萸 20g 熟地黄 30g 炙黄芪 30g 鹿角霜 20g 威灵仙 20g 怀牛膝 10g 制吴茱萸 5g 炒白术 30g 白芍 30g 党参 30g 葛根 30g 炒山药 50g 桑寄生 30g 干姜 20g 企边桂 5g 制巴戟天 15g 当归 15g 盐补骨脂 20g 煨肉豆蔻 15g 醋五味子 10g 炙甘草 10g

14 副 一日一剂 水煎服

2019 年 1 月 9 日二诊：服药后，五更泻好转，每天能不急于大便，肚子也暖了。上方改党参 50g，服 14 副，一日一剂，水煎服。

2019 年 1 月 23 日三诊：服药后，不怕冷，五更泻好了，大便成形，腰也有劲了。嘱原方继续服 14 副，一日一剂，水煎服，巩固治疗。14 天后痊愈。

方药分析 四神丸功效：温补脾肾，收敛止泻。主治：五更泻。符合本病证。

黑附子温肾健脾，必须先煎 1 小时，口尝无麻感，放入余药，且用量由小逐渐加大。桂枝温通经脉，山萸肉、熟地补肾阴，黄芪补气固表，鹿角霜、巴戟天温肾阳，威灵仙祛湿，怀牛膝补肾引药下行，吴茱萸、干姜温中，白术健脾，当归、白芍补阴血，党参补中气，葛根生津，山药补气血，补骨脂温肾补肾，肉豆蔻化湿健脾，五味子收敛固涩，甘草调中。

跟师体会 景教授应用四神丸加附子理中汤，痛泻要方治疗，共同配伍，收到很好疗效。特别是景教授辨证久泻必须以肾阳虚为重，黑顺片用到 20g，也收到良好的疗效，但防附子毒性要小心用。

[**按语**] 张景岳曰：泄泻之本无不由脾胃，泄泻不愈，必自太阴传入少阴。说明久泻不愈必多伤及肾，肾阳与脾阳虚温运脾土弱，导致腹泻。张景岳曰：久泻无火，多因脾肾虚弱也。《济生方》治泄补脾不如补肾，肾气若壮，丹田火经上蒸脾土，脾土温和，中焦自治。

[**病例 4**] 患者连某某，男，41 岁，2018 年 1 月 3 日初诊。

主诉 大便 4～5 次/日。现病史：每天大便 4～5 次，大便次数多，不成形，便后腹痛减轻；口黏，口干，眠差，心烦急躁。

四诊信息 舌边瘀斑，舌质暗，苔白，脉弦。

中医诊断 泄泻，为肝郁脾虚型。

西医诊断 胃肠功能紊乱。

治法 舒肝健脾，祛湿止泻。

方剂 痛泻要方合柴胡疏肝散加减。

组成

醋柴胡10g 醋香附15g 郁金20g 黄芩15g 白芍20g 当归15g 茯苓20g 茯神20g 胆南星15g 陈皮15g 白术20g 炒薏苡仁30g 防风10g 生龙骨（先煎）30g 生牡蛎（先煎）30g 川芎15g 枳实10g 炒酸枣仁15g 炙甘草10g

7副 一日一剂 水煎服

2018年1月10日二诊：服药后，大便减至2~3次/日，脾气急躁平和了。上方继服7副，一日一剂，水煎服。

2018年1月17日三诊：大便每天1~2次/日，成形，心情舒畅，口黏好了。嘱续服上方7副，一日一剂，水煎服，巩固而痊愈。

方药分析 痛泻要方功效：舒肝健脾。主治：肝郁脾虚，腹泻。符合本病证。

柴胡舒肝升清，香附、郁金，舒肝理气，黄芩清中焦热，白芍柔肝，当归补血，茯苓、车前子利水健脾。茯神安神，胆南星清热祛痰湿，陈皮、枳实理气健脾，白术燥湿，薏苡仁祛湿，分利化湿，龙骨牡蛎平肝阳，收敛，川芎、栀子活血凉肝，除烦，枣仁安神，防风祛风止泻，甘草调和诸药。

跟师体会　景教授经常应用痛泻药方，治疗腹泻，疗效独特，效果明显，病人很快痊愈。

[**按语**]　脾胃为后天之本，气血生化之源。《素问·阴阳应象大论》："湿胜则濡泻。"脾为湿困，肝郁克脾，木克土，肝强脾弱，脾失健运，运化水湿功能失调，故腹泻食物不化。治当扶土抑木，健脾柔肝而止泻。

二十、腰痛病（1例）

[**病例1**] 患者张某某，男，69岁，2017年12月27日初诊。

主诉 腰痛。现病史：慢性肾病10年。面色黧黑，精神不振，气短乏力，夜尿多，5~6次，腰膝酸软。

四诊信息 舌质淡暗，苔白，脉沉无力。

中医诊断 腰痛，为肾阴阳两虚型。

西医诊断 慢性肾病。

治法 健脾补肾，调补阴阳。

方剂 景教授自拟治肾病方。

组成

防风10g 杜仲（生）20g 荆芥（后下）10g 益智仁40g 山药30g 桑寄生30g 乌药15g 党参30g 桂枝15g 当归15g 白术（生）30g 芡实30g 黄芪（生）30g 枳实10g 白芍15g 鳖甲15g 水蛭5g 牛蒡子20g 黄精20g 瓜蒌20g 蝉蜕15g 怀牛膝10g 生龙骨30g 益母草30g

14副 一日一剂 水煎服

2018年1月10日二诊：服药后，腰酸痛、面色、精神都好转，夜尿 3～4 次。上方加熟地 20g，改鳖甲 20g，服 14 副，一日一剂，水煎服。

2018 年 1 月 24 日三诊：服药后，整体精神都好多了，夜尿 2～3 次，腰酸基本没有。上方加狗脊 20g，去龙骨，服 14 副，一日一剂，水煎服。

方药分析　防风、荆芥祛风改善微循环肾功能，杜仲、益智仁、山药、乌药、桑寄生补肾缩尿，当归补血，党参、白术、黄芪补气健脾，鳖甲软坚，水蛭活血通络、降蛋白尿，丹参活血通脉，牛蒡子疏风、消肿解毒，蝉蜕疏风、定痉、改善肾功能，桂枝温阳气化，瓜蒌润肠通便，枳实破气行滞，黄精补阴精。

跟师体会　景教授自拟治肾病方治疗慢性肾病，多年临床经验的总结，补肾阳，滋肾精，通阳气，软坚，改善肾功能，促进微循环，治疗肾病收到很好疗效。

[**按语**] 腰痛又称"腰脊痛"，腰脊或脊旁部位疼痛为主要症状，《素问·脉要精微论》载：腰者，肾之府，转摇不能，肾将惫也。《素问·刺腰痛论》阐述足三阴、足三阳以及奇经八脉为病出现腰痛病证，并介绍了相应的针灸治疗。《金匮要略·五脏风寒积聚病脉证并治》曰：肾着之病，其人身体重，腰中冷，如坐水中……以下冷痛，腹重如带五千钱。《诸病源候论·腰背病诸候》认为腰痛是由于肾经虚，风冷乘之；劳损于肾，动伤筋络，又为风冷所侵，血气击搏，故腰痛也。《杂病源流犀烛》总结历代医家对腰痛的论述，归纳为风腰痛、寒眼箱、好虚腰病、气滞腰痛、疾血腰捕等。《证治汇补腰痛》指出：治惟补肾为先，而后治更为系统。

二十一、便秘（2 例）

[**病例 1**] 患者房某某，男，72 岁，2018 年 7 月 25 日初诊。

主诉 便秘 3 个月。现病史：大便不通，腹痛，口干，口渴，足趾麻木。

四诊信息 舌质暗，苔白腻，脉弦滑。

中医诊断 便秘，为肠道津液亏损型。

西医诊断 肠梗阻。

治法 润肠通便。

方剂 大承气汤合当归补血汤加减

组成

生黄芪 50g　当归 30g　桑椹 30g　赤芍 20g　生白术 50g　生地榆 30g　蜜槐角 20g　熟大黄（后下）10g　玄参 15g　天花粉 15g　川木通 6g　烫枳实 10g　芒硝（冲）10g　厚朴 15g　炙甘草 10g

14 副　一日一剂　水煎服

2018 年 8 月 8 日二诊：服药后，大便通畅，口渴、口干好转。上方加麦冬 30g，14 副，一日一剂，水煎服。

2018 年 8 月 22 日三诊：服药后，大便能每天一次，通畅、口渴、口干已无。上方加肉苁蓉 30g，去芒硝、熟地黄同煎。14 副，一日一剂，水煎服。已痊愈。

生黄芪 50g　当归 30g　桑椹 30g　赤芍 20g　生白术 50g　生地榆 30g　蜜槐角 20g　厚朴 10g　玄参 15g　天花粉 15g　川木通 6g　烫枳实 10g　炙甘草 10g　麦冬 30g　肉苁蓉 30g

14 副　一日一剂　水煎服

方药分析　大承气汤功效：肠道津液不足闭阻，主治：便秘。符合本病证。

大黄、芒硝、厚朴、枳实泄下通便，熟大黄、当归、玄参补津液通便，生地、生地榆凉血通便，黄芪补气通便，桑椹、肉苁蓉补肾润肠便秘。

跟师体会　便秘临床常见，往往病人痛苦。景教授对本患者辨证使用大承气汤合当归补血汤补气滋润药物，攻补兼施，病人很快通便，收到很好的效果。

[按语]《景岳全书·秘结》曰：秘结者，凡属老人，虚人，阴脏人……多有病为燥结者……即津液之耗。津液亏耗致传导功能阻塞壅滞不通。"阳结者邪有余，宜攻宜泻者也，阴结者正不足，宜补宜滋者也。知斯二者即知秘结之纲领矣"。

[病例 2] 患者李某某，女，56 岁，2019 年 9 月 18 日初诊。

主诉　便秘 2 年。现病史：便秘，每周 1 次，疲劳乏力，纳少。

四诊信息 舌质暗，苔薄，脉弦细。

中医诊断 便秘，为津液不足型。

西医诊断 肠道不完全梗阻。

治法 润肠通便。

方剂 济川煎加减。

组成

党参 50g　茯苓 20g　升麻 10g　醋五味子 10g　桑椹 20g　烫枳实 10g　法半夏 9g　厚朴 20g　炒麦芽 30g　酒肉苁蓉 30g　柏子仁 20g　泽泻 15g　当归 20g　炒莱菔子 30g　川牛膝 10g　麦冬 15g　生地榆 30g　生甘草 10g

14 副　一日一剂　水煎服

2019 年 10 月 9 日二诊：服药后，每 3～4 天一次大便，病人自觉好多了，精神也有了。上方改五味子 15g，麦冬 30g，14 副，一日一剂，二煎服。

2019 年 10 月 23 日三诊：服药后，大便每 1～2 天一次，有力气干活，病人自觉好多了，精神也有了。上方改莱菔子 10g，厚朴 10g，14 副，一日一剂，二煎服。

党参 50g　茯苓 20g　升麻 10g　醋五味子 15g　桑椹 20g　烫枳实 10g　法半夏 9g　厚朴 10g　炒麦芽 30g　酒肉苁蓉 30g　柏子仁 20g　泽泻 15g　当归 20g　炒莱菔子 10g　川牛膝 10g　麦冬 30g　生地榆 30g　生甘草 10g

14 副　一日一剂　水煎服

服后痊愈。

方药分析 济川煎功效：补脾肾润肠道通便。主治：肠道不完全梗阻证。符合本病证。

肉苁蓉滋肾润肠通便，当归补血润燥、通便，党参补中气、推动通便，茯苓健脾，升麻升气通便，桑椹补肾通便，枳实下行通便，莱菔子、厚朴行气通便，柏子仁润肠通便，生地、蜜槐角滋补津液不足，气虚推动无力便秘，应用临床疗效很好。

跟师体会 景教授临床应用济川煎润肠通便，治疗津液不足型便秘疗效很好。

[**按语**]《圣济总录·大便秘涩》：大便秘涩……皆荣卫不调……大肠枯竭，渴而多秘者，亡津液也……《灵枢·杂病》：腹满，大便不利……取足少阴。腹满。食不化，腹向向然，不能大便，取足太阴。《重订通俗伤寒论》曰：夫济川煎注重肝肾，以肾为主二便……

二十二、郁证（3 例）

[病例 1] 姚某某，女，63 岁，2019 年 7 月 30 日初诊。

主诉 心情差，心烦 2 个月，现病史：心情差，心烦，高兴不起来，急躁；血糖有时高，不稳。

四诊信息 舌质淡暗，苔白，脉弦。

中医诊断 郁证，为肝郁不舒型。

西医诊断 焦虑抑郁症。

治法 舒肝解郁，滋阴。

方剂 柴胡舒肝散加减。

组成

醋柴胡 10g　醋香附 15g　郁金 15g　川芎 15g　陈皮 15g　枳实 10g　白芍 15g　枳椇子 15g　石菖蒲 15g　党参 30g　制远志 15g　生龙骨 30g　葛根 30g　蜜桑白皮 30g　麦冬 15g　玄参 15g　醋五味子 10g　生地黄 30g　石斛 15g　天花粉 15g　黄芩 15g　生甘草 10g

7 副　一日一剂　水煎服

2019 年 8 月 6 日二诊：服药后，心情好转。上方改五味子 15g，加合欢花 15g，7 副，一日一剂，水煎服。

2019 年 8 月 13 日三诊：服药后，心情已好，不烦躁。上方去枳椇子，服药巩固治疗，7 副，一日一剂，水煎服。

方药分析 柴胡舒肝散功效：舒肝解郁。主治：肝郁不舒证。符合本病证。

柴胡、香附、郁金舒肝解郁，白芍、滋阴补肝阴血，龙骨平肝收敛，远志宁心，葛根生津，桑白皮泻肺热以通便，麦冬、玄参、五味子、生地、石斛、天花粉滋阴通便，陈皮、枳实理气疏肝，川芎活血，生甘草调药。

跟师体会 焦虑、郁证临床多见，景教授应用柴胡舒肝散配伍滋养肝阴药物治疗，疗效明显，收到很好疗效。

[**按语**] 郁证由肝气郁滞，肝失疏畅致情绪不宁，焦虑，易怒。《景岳全书·杂证谟》指出，五气之郁，因病而郁，情志之郁，因郁而病。按"气郁达之""火郁发之"，宜疏肝胆气机，养血柔肝。

[**病例 2**] 患者焦某，男，23 岁，2019 年 8 月 27 日初诊。

主诉 抑郁 8 年。现病史：焦虑，急躁，紧张，情绪低落。

四诊信息 舌质暗，苔白厚腻，脉弦滑。

中医诊断 郁证，为肝郁痰扰型。

西医诊断 抑郁症。

治法 舒肝解郁，祛痰散结。

方剂 柴胡舒肝散加导痰汤加减。

组成

　　醋柴胡 10g　　醋香附 15g　　郁金 20g　　川芎 15g　　胆南星 6g　　化橘红 15g　　石菖蒲 15g　　制远志 15g　　生龙骨 40g　　生牡蛎 40g　　法半夏 9g　　醋延胡索 20g　　生黄芪 40g　　党参 30g　　醋五味子 10g　　炒决明子 20g　　麦冬 15g　　枳椇子 15g　　制巴戟天 15g　　茯苓 15g　　枳实 10g　　炒鸡内金 20g　　炙甘草 10g　　生姜 10g

　　14 副　一日一剂　水煎服

　　2019 年 9 月 10 日二诊：服药后，精神能放松，急躁好多了。上方加合欢皮 15g，合欢花 15g，去延胡索、决明子，14 副，一日一剂，水煎服。

　　2019 年 9 月 24 日三诊：服药后，情绪平稳，不急躁，能与人正常交谈。上方去胆南星 10g，嘱继续服 14 副，一日一剂，水煎服。1 个月后，访都很平稳，一切好了。

　　方药分析　柴胡舒肝散功效：舒肝解郁。主治：肝郁不舒证。符合本病证。

　　柴胡、香附、郁金、川芎舒肝解郁，胆南星祛痰热，化橘红健脾祛痰，茯苓健脾祛湿，石菖蒲化痰宁心，远志宁心治失眠，生龙骨、生牡蛎平肝潜阳，镇静安神，五味子滋肝阴，枳实理气消积，法半夏燥湿化痰，炙甘草调药。

　　跟师体会　肝郁不舒证，景教授用柴胡舒肝散治疗该患者抑郁症，病人服药很快痊愈。景教授应用导痰汤配伍治疗抑郁症的临床经验，非常值得学习。

　　[按语]《金匮翼·积聚统论》曰：凡忧思郁怒，久不能解者，多成此疾。《杂病源流犀烛·诸郁源流》曰：诸郁，脏

气病也，其原本于思虑过深，更兼脏气弱，故六郁之病生焉。叶天士《临证指南医案·郁》指出情志之郁，治则疏肝理气，苦辛通降，平肝息风，清心泻火，健脾和胃，活血通络，化痰涤饮，益气养阴。

[**病例3**] 患者刘某某，女，55岁，2019年3月12日初诊。

主诉 焦虑烦躁不安4个月。现病史：焦虑烦躁不安，失眠，疲劳乏力。

四诊信息 舌质暗，舌体胖大，苔白裂纹，脉细弦滑。

中医诊断 郁病，为肝郁痰扰型。

西医诊断 焦虑症。

治法 化痰解郁，平肝镇静。

方药 柴胡加龙骨牡蛎安神定志汤加减。

组成

醋柴胡10g　黄芩15g　法半夏9g　桂枝15g　干姜12g　乌枣10g　党参40g　茯苓20g　石菖蒲15g　制远志15g　生龙骨40g　生牡蛎40g　白芍20g　赤芍15g　陈皮10g　炒酸枣仁15g　黄连9g　莲子芯4g　炙甘草10g

10副　一日一剂　水煎服

2019年3月26日二诊：服药后，焦虑减少，失眠好转。继服上方，14副，一日一剂，水煎服。

2019年4月9日三诊：服药后，基本心情平稳，晚上能休息6小时，精神好。上方改枣仁30g，加生地30g，大枣15g，14副，一日一剂，水煎服，继续服药巩固。3个月后，随访一切很好。

方药分析 柴胡加龙骨牡蛎安神定志汤功效：平肝镇静，安神，清热化痰，胸满烦躁。主治：焦虑不安证。符合本病证。

半夏祛痰降逆，干姜温中化痰，茯苓利水祛痰，陈皮健脾祛痰，黄芩清中焦热燥湿，生地清热凉血、养阴生津，远志宁心化痰，龙骨、牡蛎平肝收敛镇静，枣仁养心安神，黄连、莲子芯清心除烦安神。

跟师体会 景教授根据多年临床经验，对于抑郁焦虑疾病，常应用柴胡加龙骨牡蛎安神定志汤辨证加减治疗，收到很好的疗效，病人服药很快痊愈。

[**按语**]《丹溪心法·六郁》曰：气血冲和，万病不生，一有怫郁，诸病生焉。故人生诸病，多生于郁。《古今医统大全·郁证门》曰：郁为七情不舒，遂成郁结，既郁久之，变病多端。气郁痰阻精神不宁，治当平肝镇惊，清热化痰除烦。

二十三、不寐（8例）

[病例1] 患者何某某，男，51岁，2017年7月26日初诊。

主诉 失眠5年。现病史：失眠，心烦急躁，口苦，入睡困难，疲乏无力，便稀；高尿酸血症8年。

四诊信息 舌质暗红，苔白厚，脉弦，尺弱。

中医诊断 不寐，属肝郁不足，肝火上炎，扰动心神。

西医诊断 失眠。

治法 疏肝泻火，镇心安神。

方剂 柴胡加生龙骨牡蛎汤合自拟方清化湿热，兼以通络。

组成

醋柴胡10g　龙胆草15g　生地20g　醋香附15g　茜草15g　黄连10g　青黛（包煎）10g　当归15g　白芍15g　党参30g　茵陈15g　生龙骨（先煎）40g　生牡蛎（先煎）40g　珍珠母（先煎）40g　丹参30g　龙眼肉15g　炒酸枣仁15g　炒薏苡仁30g　鸡血藤30g　郁金20g　首乌藤30g

14副　一日一剂　水煎服

2017年8月9日二诊：服药后，失眠减大半，口苦好转。上方加知母12g，14副，一日一剂，水煎服。

2017年8月23日三诊：服药后，失眠基本减大好了，口苦已无，不急躁。上方去薏苡仁、鸡血藤，改丹参10g，14副，一日一剂，水煎服。后访，痊愈。

方药分析 龙胆泻肝丸功效：清泻肝胆火，主治：肝胆火上扰，心神不宁，符合本病证。

根据口苦、急躁、心烦，舌红暗、苔白厚、脉弦，需疏肝清泻肝火，根据失眠、心神不宁，选用重镇安神药物，珍珠母、生龙骨、生牡蛎配合青黛、黄连，清心肝经火，茵陈清湿热，当归、白芍补血养血。景教授根据多年的临床经验，茜草、生地榆清热凉血，党参补中气，枣仁、首乌藤、龙眼肉补心、安神。

跟师体会 本病人失眠伴高尿酸血症，景教授以泻肝养血、镇静安神通利三焦之方法治失眠与高尿酸血症，病人很快获效。

[**按语**]《古今医统大全·不寐候》曰：痰火扰乱，心神不宁，思虑过伤，火炽痰郁而致不者眠，多矣。有因肾水不足，真阴不升，而心阳独亢，亦不得眠；有脾倦，火郁，夜卧遂不疏散，每至五更，随气上升而发燥，便不成寐。此宜快脾发郁，清痰抑火之法也。

[**病例2**] 患者赵某，男，30岁，职员，2017年3月22日初诊。

主诉 失眠2个月。现病史：失眠，每天只能坐着睡觉2

小时，伴头晕、耳鸣，抑郁，烦躁，易怒，血压升高，口苦。

四诊信息 舌质红，苔薄腻，脉弦。

中医诊断 不寐，肝郁化火，痰热上扰心神型。

西医诊断 失眠。

治法 舒肝泻热，化痰安神。

方剂 柴胡加龙骨牡蛎汤合温胆汤加减。

组成

醋柴胡 10g　天麻 15g　龙胆草 15g　川芎 15g　川牛膝 10g　醋香附 15g　陈皮 15g　白芍 15g　法半夏 9g　丹参 10g　石菖蒲 15g　竹茹 10g　茯苓 15g　生龙骨（先煎）40g　生牡蛎（先煎）40g　生铁落花（先煎）40g　煅磁石（先煎）40g　熟地黄 30g　炒山楂 15g　炒紫苏子 15g　生姜 10g　生甘草 6g

7 副　一日一剂　水煎服

2017 年 3 月 29 日二诊：服药后失眠好转，每日能睡觉 4 个小时。上方加郁金 20g，夜交藤 30g，14 副，一日一剂，水煎服。

2017 年 4 月 5 日三诊：服药后病人感觉轻松，每日能睡觉 5 个多小时。嘱继续服药 30 副治疗。后访失眠痊愈。

方药分析 柴胡、香附、郁金舒肝郁，龙胆草清肝胆湿热，天麻平肝阳，半夏降逆祛痰，石菖蒲祛痰宁心，生龙骨、生牡蛎、生铁落、煅磁石平肝镇静，川芎活血行气，竹茹清内热。

跟师体会 不寐临床上常见，但疗效往往不显著。本患者服药 2 周，血压稳定，精神好转，每晚能睡 5 小时左右。景教授对失眠病人，根据辨证用药治疗，疗效好，患者很满意。

[按语] 失眠多由肝郁不舒、肝火上炎、气滞血瘀、痰湿凝聚、血不养心等原因而致，心神不宁，临床多见，根据辨证治疗应用疏肝理气、行气活血、清泄肝火、清除痰湿、补气养血、镇静安神。

[病例3] 患者解某，女，26 岁，2018 年 7 月 11 日初诊。

主诉 失眠半年。现病史：入睡困难，易醒，醒后再难入睡，急躁易怒，疲劳乏力，胃胀满。

四诊信息 舌质暗红，口干，苔白，脉细弦。

中医诊断 不寐，为肝郁血虚型。

西医诊断 失眠。

治法 疏肝理气，养血安神。

方剂 酸枣仁汤加柴胡加龙骨牡蛎汤加减。

组成

醋柴胡 10g　醋香附 15g　郁金 20g　当归 15g　白芍 10g　生龙骨（先煎）30g　生牡蛎（先煎）30g　无柄赤芝 10g　茯神 20g　制远志 15g　炒酸枣仁 15g　黄连 10g　莲子芯 5g　黛蛤散 10g　盐知母 15g　丹参 30g　石斛 15g　生地黄 30g　石菖蒲 15g　首乌藤 30g　生甘草 10g

14 副　一日一剂　水煎服

2018 年 7 月 24 日二诊：服药后精神好转，失眠减轻。上方改枣仁 30g，改远志 20g，14 副，一日一剂，水煎服。

2018 年 8 月 8 日三诊：服药后入睡快了，夜间基本不醒。嘱病人服药巩固治疗，上方加川芎 15g，14 副，一日一剂，水煎服。后访，痊愈。

方药分析 酸枣仁汤功效：清热除烦，养血安神。主治：失眠证。符合本病证。

枣仁养血安神，知母清热，黄连清心火，莲子芯清心除烦，柴胡、香附、郁金解郁舒肝，当归、白芍、川芎柔肝养血活血，龙骨、牡蛎平肝收敛镇静，茯神、远志安神治失眠，生地清热凉血，养血安神，生甘草调和诸药治失眠。

跟师体会 对本患者，景教授用酸枣仁汤加柴胡加龙骨牡蛎汤加减治疗失眠肝郁临床效果很好。

[**按语**] 本案肝郁不舒，心火上扰心神，心神不宁致失眠，应用舒肝解郁，清心火，补肝阴，滋肾阴，镇静安神治疗失眠。

[**病例 4**] 患者许某某，男，46 岁，2018 年 10 月 9 日初诊。

主诉 失眠 2 年。现病史：失眠，易醒，每天夜里 3 点醒；纳可，便通，心烦。

四诊信息 舌质淡暗，苔薄白脉滑弱。

中医诊断 不寐，为心血虚型。

西医诊断 失眠。

治法 养心血，安神镇静。

方剂 天王补心丹加减。

组成

生地黄 40g　天冬 15g　玄参 15g　茯苓 20g　桔梗 10g
党参 20g　当归 15g　炒酸枣仁 15g　丹参 30g　醋五味子

10g　柏子仁 15g　茯神 20g　龙眼肉 15g　制远志 15g　无柄赤芝 10g　川芎 15g　盐知母 15g　黛蛤散 10g　生龙骨 30g　生牡蛎 30g　生甘草 10g　黄柏 15g　麦冬 15g

14 副　一日一剂　水煎服

2018 年 10 月 23 日二诊：服药后，睡眠改善，心烦平稳。上方改枣仁 30g，柏子仁 30g，14 副，一日一剂，水煎服。

2018 年 1 月 6 日三诊：服药后，失眠已基本好转，心烦也好。巩固疗效，继服上方，14 副，一日一剂，水煎服。后访，痊愈。

药物分析：补心丹功效：补心血。主治：心血虚证。符合本病证。

枣仁、柏子仁补心养心治失眠，当归、五味子补心阴养血治失眠，川芎、丹参活血治失眠，党参补气滋阴治失眠，熟地、天冬、麦冬，玄参滋阴补阴治失眠，桔梗引药上行，茯神、制远志、龙眼肉安神补心治失眠，黄柏、知母清热治失眠，生龙骨、生牡蛎平肝镇静治失眠，甘草调和诸药。

跟师体会　失眠属于临床常见病，景教授对失眠治疗常收到很满意疗效。本病人心血虚致失眠，景教授应用天王补心丹、酸枣仁汤治疗，收获满意疗效。

[按语] 不寐多由心神失养或心神不宁，使人不能正常睡眠。《内经》曰"不得卧""目不瞑"。《素问·逆调论》曰："胃不和则卧不安"。《金匮要略·血痹虚劳病脉证并治》曰：虚劳虚烦，不得眠，酸枣仁汤主之。肝血不足虚热烦躁的不寐证。《景岳全书·杂证谟》曰：不寐证虽病有不一，然惟知"邪正"二字，则尽之矣。盖寐本乎阴，神其主也，神安则

寐，神不安则不寐……

[**病例 5**] 患者沙某某，女，52 岁，2018 年 11 月 14 日初诊。

主诉 失眠半年。现病史：失眠，潮热，心烦急躁，胃胀满，纳差，便通。

四诊信息 舌质暗，苔白，脉弦。

中医诊断 不寐，为肝郁血虚型。

西医诊断 失眠。

治法 疏肝养血，镇静安眠。

方剂 柴胡舒肝散合天王补心丹加减。

主治 肝郁血虚失眠，符合本病证。

组成

醋柴胡 10g　醋香附 15g　枳实 10g　丹皮 10g　川芎 15g　当归 15g　白芍 15g　生地 30g　茯苓 20g　陈皮 15g　天冬 15g　麦冬 15g　生麦芽 30g　炒神曲 20g　炒鸡内金 30g　炒酸枣仁 20g　生龙骨 30g　生牡蛎 30g　五味子 10g　黛蛤散 10g　炒山药 50g　莲子芯 4g　制远志 15g　茯神 20g　炙甘草 10g

7 副　一日一剂　水煎服

方药分析 柴胡舒肝散功效：舒肝解郁，镇静安眠。天王补心丹滋阴养血，补心安神。

柴胡、香附、郁金舒肝郁，川芎活血，当归、白芍养血补阴，茯苓健脾生血，生地、天冬、麦冬养血凉血安神，麦芽、神曲，鸡内金消食健胃，龙骨、牡蛎平肝潜阳收敛安神，黄芪补气，山药补气血，莲子芯清心火，黛蛤散清肝火、收敛治失眠，制远志、茯神宁心安神，酸枣仁、五味子敛阴养血安神，陈皮理气、助消化。

跟师体会 景教授辨证应用柴胡舒肝散合天王补心丹配伍治疗，临床收到很好疗效，此病人失眠，也属于在更年期范围，有潮热，心烦急燥等。病人多年失眠经过治疗，很快入睡，精神集中而痊愈。

[按语]《古今医统大全·不寐候》曰：痰火扰乱，心神不宁，思虑过伤，火炽痰郁而致不眠者多矣。

[病例6] 患者高某某，男，48岁，2019年4月23日初诊。

主诉 失眠2年。现病史：失眠，五心烦热，纳可，便通，自汗，盗汗。

四诊信息 舌质暗红，苔薄白，脉细弦。

中医诊断 不寐，为肝肾阴虚型。

西医诊断 失眠。

治法 滋补肝肾。

方剂 六味地黄丸加减。

组成

熟地黄30g 酒山茱萸15g 炒山药30g 茯苓20g 牡丹皮10g 泽泻15g 生龙骨40g 生牡蛎40g 无柄赤芝10g 炒酸枣仁20g 浮小麦30g 生黄芪30g 郁金20g 生地黄50g 黛蛤散15g 麦冬20g 仙鹤草20g 麻黄根9g 百合20g 陈皮10g 醋五味子10g 木香10g 首乌藤30g

茯神 20g

14 副　一日一剂　水煎服

2019 年 5 月 7 日二诊：服药后，失眠减轻，五心烦热也有好转。上方加元参 30g，黄柏 10g，知母 15g，去仙鹤草、麻黄根、木香，14 副，一日一剂，水煎服。

2019 年 5 月 21 日三诊：服药后，五心烦热，自汗均见好。上方巩固服 14 副，一日一剂，水煎服。后访，痊愈。

方药分析　六味地黄丸功效：滋补肾阴。主治：肾阴虚失眠，五心烦热。符合本病证。

熟地、山茱萸滋补肝肾，山药补气血，茯苓利水健脾，丹皮清热活血，泽泻利水，生龙骨、生牡蛎平肝收敛，枣仁补心养心，浮小麦、麻黄根敛汗，黄芪补气收敛，生地清热凉血，麦冬、五味子滋阴，茯神、夜交藤养心宁心。

跟师体会　病人各种不同原因证型，景教授辨证为肝肾阴虚证，用六味地黄丸加减治疗很有收获，病人服药后能安宁睡眠，五心烦热消失。

[**按语**]《伤寒论·辨少阴病脉证并治》曰：少阴病，得之……心中烦……指出少阴病热化伤阴阴虚火旺之不寐证。《医宗必读·不得卧》曰：不寐之故大约有五：一曰气虚，一曰阴虚，一曰痰滞，一曰水停，一曰胃不和。《冯氏锦囊秘录·卷十二》曰：是以壮年肾阴强盛，则睡沉熟而长，老年阴气衰弱，则睡轻微而短。说明不寐的病因与肾阴盛衰有关。

[病例7] 患者王某某，女，41岁，2019年3月13日初诊。

主诉 失眠5年。现病史：失眠，易醒，急躁易怒，月经量少。

四诊信息 舌质暗，苔白，脉细弦。

中医诊断 不寐，为肝郁血虚型。

西医诊断 失眠。

治法 舒肝解郁，养血安神。

方药 柴胡疏肝散合当归补血汤加减。

组成

醋柴胡10g 香附15g 川芎15g 生地黄30g 酒山萸肉15g 天冬15g 陈皮15g 党参30g 乌枣15g 当归15g 白芍15g 生黄芪30g 麦冬15g 醋五味子10g 黛蛤散10g 生龙骨（先煎）30g 生牡蛎（先煎）30g 石菖蒲15g 制远志15g 炒酸枣仁15g 枳实10g 生甘草10g

14副 一日一剂 水煎服

2019年3月28日，复诊：服上方药睡眠见好，效不更方，继服14副，一日一剂，水煎服。

方药分析 柴胡舒肝散功效：舒肝解郁。主治：肝郁证。

柴胡、香附、白芍、川芎舒肝解郁，养血活血。生地凉血滋阴，山萸肉补肾阴，五味子、麦冬滋阴润燥，乌枣补血安神，生黄芪补气与当归配补益气血，生龙骨、生牡蛎平肝收敛镇静治失眠，黛蛤散清热养阴，枣仁、远志养心安神，枳实行气，防补益过甚，甘草调和诸药。

跟师体会 不寐证，景教授辨证地用柴胡舒肝散、当归补血汤加养心安神共同配伍治疗，临床上收到很好的疗效，病人服药后心情舒畅、睡觉安稳，病人5年失眠的痛苦在景教授的治疗下已解除。

[按语]《医宗必读·不得卧》曰：不寐之故大约有五：一曰气虚，一曰阴虚……失眠有很多是因肝郁不舒，气机不畅，抑郁焦虑，心神不宁，治疗一定要舒肝解郁。

[病例8] 患者江某，女，21岁，2017年11月8日初诊。

主诉 失眠1个月。现病史：入睡困难，易醒，汗出，咽部发热，急躁，口苦，便稀，纳可。

四诊信息 舌质暗红，苔薄白，脉沉细弦。

中医诊断 不寐，虚火扰动，心神不宁型。

西医诊断 失眠。

治法 养阴泻火，镇心安神。

方剂 酸枣仁汤加减。

组成

川芎15g　茯神20g　枣仁20g　盐知母15g　天冬15g
桔梗10g　黄柏10g　生地黄30g　当归15g　玄参15g　麦冬15g　醋五味子10g　烫枳实10g　生龙骨（先煎）30g
生牡蛎（先煎）30g　黄连10g　莲子芯6g　丹参30g　生甘草6g

14副　一日一剂　水煎服

方药分析 酸枣仁汤功效：养心安神，清热除烦。主治：心血不足，阴虚内热证。符合本病证。

枣仁补心安神，乌枣养心安神，丹参、川芎活血养血，茯神宁心安神，黄连、黄柏、知母、莲子芯清热滋阴，桔梗引药上行，党参、麦冬、五味子、生脉饮补益气血、养心安神，龙骨、牡蛎平肝安神、补益敛气，甘草调和药物。

跟师体会　酸枣仁汤滋补心阴、心血，平肝，敛阴安神，是临床治疗失眠常用方剂。

[按语] 不寐多因心神失养或心神不宁，并兼虚热，使人不能正常睡眠。《金匮要略·血痹虚劳病脉证并治》曰：虚劳虚烦，不得眠，酸枣仁汤主之。酸枣仁汤主治肝血不足虚热烦躁的不寐证。

二十四、水肿（5 例）

[**病例 1**] 患者刘某某，女，59 岁，2019 年 9 月 18 日初诊。

主诉　眼睑、面部、下肢水肿半年，糖尿病 5 年余。现病史：眼睑、面部、下肢水肿半年，口干，睡眠差。

四诊信息　舌质暗，地图舌，脉缓。

中医诊断　水肿病，为气阴虚型。

西医诊断　浮肿。

治法　补气滋阴，健脾利水。

方剂　猪苓汤加减。

组成

党参 50g　茯苓 20g　陈皮 15g　生桑白皮 50g　猪苓 30g　生山楂 30g　泽泻 15g　葛根 30g　阿胶珠 20g　桂枝 15g　生白术 20g　木瓜 20g　生黄芪 30g　茯神 20g　鸡血藤 30g　炒酸枣仁 15g　川牛膝 10g　首乌藤 30g　生甘草 10g

14 副　一日一剂　水煎服

方药分析 猪苓汤功效：阴虚性水肿。主治：阴虚气不足水肿证。符合本病证。

党参补中气利水，茯苓利水健脾，猪苓利水消肿，泽泻利水，阿胶补阴血，葛根生津止渴，桂枝温阳利水，白术健脾，黄芪补气收敛，川牛膝活血补肾、引药下行，甘草调药，桑白皮治疗高血糖，生山楂降脂降糖、改善微循环。

跟师体会 景教授应用猪苓汤对阴虚型水肿证进行治疗，利水消肿，补阴血虚证，收到良好疗效。

[按语]《内经》曰：水始起也，目窠上微肿，如新卧起之状……足胫肿，水已成矣。又曰：阴阳气道不通，四海闭塞，三焦不通，津液不化，水谷并行肠胃之中，留于下焦，不得渗膀胱，则下焦胀，水溢则为水胀。目窠又称眼睑。水肿病人开始发病时，病人眼睑微肿，大腿内侧有寒冷感觉，足胫部浮肿。眼睑属脾胃，水肿搏于腹中，水邪循经上逆，故目窠肿，水邪下溢，故足胫肿。水气不化，水蓄不化津，津不上承，故口干，地图舌，为阴虚，水邪与阴虚相搏。

[病例2] 患者鄢某某，女，49岁，2019年8月21日初诊。

主诉 甲减2年。现病史：肢体浮肿，怕冷，甲状腺结节，疲劳乏力，化验甲功低。

四诊信息 舌质淡暗，苔白厚，脉沉。

中医诊断 水肿，为脾肾阳虚型。

西医诊断 甲状腺功能减退。

治法 温补脾肾。

方剂 右归丸加减。

组成

醋柴胡 10g　醋香附 15g　郁金 15g　制巴戟天 20g　菟丝子 20g　枸杞子 15g　制附子 15g　熟地 30g　当归 12g　生黄芪 30g　山萸肉 15g　党参 30g　醋五味子 10g　炒白术 12g　麦冬 15g　桂枝 15g　炒荔枝核 10g　盐橘核 10g　炒川楝子 9g　桔梗 10g　鹿角霜 20g　生山药 30g　炙甘草 10g

14 副　一日一剂　水煎服

方药分析 右归丸功效：温补肾阳。主治：肾阳虚证。符合本病证。

制附子、巴戟天、鹿角霜、菟丝子温补肾阳，当归补血养精，党参、黄芪补气，白术健脾，香附、郁金舒肝气，山药补气血，荔枝核、橘核通络软坚散结，甘草调药。

跟师体会 景教授对肾阳虚证多用右归丸加减治疗，右归饮补肾阳、补脾阳，温阳利水治疗水肿。

[按语] 本案水肿，《内经》曰："帝曰：肾何以能聚水而生病？岐伯曰：肾者胃之关也，关门不利，故聚水而从其类也。上下溢于皮肤，故为胕肿。胕肿者，聚水而生病也。"又曰："故水病下为胕肿大腹，上为喘呼，不得卧者，标本俱病，故肺为喘呼，肾为水肿，肺为逆不得卧，分为相输，俱受者水气之所留也。""肾者，胃之关也"，出入门户。肾司二便，开窍二阴，水谷入胃，糟粕、水液所出赖肾所主司。肾气壮二阴调，肾气虚二阴失禁。肾病不能化气行水而水液积聚。关门不利而气停，气不行水，故水随之积聚。肺肾俱受水气的影响，水湿停聚，肾水上逆于肺，肺为上逆水气所迫而不降，

肺脾肾功能失调致水肿。

[病例3] 患者杜某某，女，70岁，2018年3月21日初诊。

主诉 全身水肿2周。现病史：患者眼睑、下肢水肿，疲劳乏力，怕冷，腰痛。

四诊信息 舌质暗，苔白腻，脉沉弱。

中医诊断 水肿，为脾肾阳虚型。

西医诊断 浮肿。

治法 温阳利水。

方剂 真武汤加减。

组成

生黄芪30g 黑顺片15g（先煎） 桂枝15g 茯苓皮20g 白芍15g 佩兰15g 猪苓20g 冬瓜皮20g 盐车前子20g 锁阳15g 木瓜20g 炒白术30g 无柄赤芝10g 独活15g 生姜15g 地龙15g 盐补骨脂15g 怀牛膝10g 大腹皮20g 炙甘草6g

7副 一日一剂 水煎服

方药分析 真武汤功效：温阳利水。主治：脾肾阳虚，水气内停所致水肿。符合本病证。

黑附子、桂枝温脾肾阳气、温阳行水，茯苓皮、猪苓、冬瓜皮、大腹皮、车前子、炒白术利水消肿，黄芪补气、健脾利水，白芍养血敛阴，防利水伤阴，生姜温阳散寒利水，独活、补骨脂、怀牛膝补肾祛湿治水肿，炙甘草调中。

跟师体会 景教授应用真武汤、五皮饮等温阳化气，利水消肿，治疗水肿。

[**按语**]《内经》曰：感于寒湿，则民病身重胕肿，胸腹满。寒湿之邪，侵入人体，阴寒伤人之阳气，寒主收引凝滞，湿气阻滞气机，致阳气不能化气行水，水液代谢失调为水肿。应用温阳散寒祛湿之剂，温阳化气行水，水液通调，水肿消失。

[**病例4**] 患者祁某某，女，56岁，2017年7月5日初诊。

主诉 水肿1年。现病史：甲状腺肿1年，糖尿病8年，面部及全身浮肿，周身乏力，腰膝酸痛，血压150/100mmHg，全身怕冷，恶寒，喜温。

四诊信息 舌质淡，苔白厚腻，脉滑。

中医诊断 水肿，脾肾阳虚型。

西医诊断 甲状腺功能减退。

治法 温阳利水，化气通脉。

方剂 四逆汤合防己黄芪汤加减。

组成

黑附子（先煎）30g　桂枝15g　干姜10g　猪苓30g
黄芪（生）50g　当归15　麻黄（炙）6g　补骨脂15g　桑白皮（炙）50g　生山楂30g　葛根30g　川牛膝10g　防己15g　苍术20g　冬瓜皮20g　车前子20g（包煎）　罗布麻叶15g　生姜10g　炙甘草10g

7副　一日一剂　水煎服

2017年7月11日二诊：服药后水肿消去大半。上方加白术15g，7副，一日一剂，水煎服。

2017 年 7 月 18 日三诊：服药后水肿基本消除。巩固治疗，上方加吴茱萸 5g，去麻黄，7 副，一日一剂，水煎服。

方药分析 四逆汤的功效：回阳救逆，利水渗湿，温阳化气。

防己黄芪汤主治：阳衰阴盛证，水湿内停水肿，痰饮。符合本病证。

黑附子温肾通阳，桂枝温阳通脉，干姜温中散寒，生姜温阳散寒利水，猪苓利水消肿，黄芪补气，当归补血，麻黄发汗利水，补骨脂补肾，桑白皮清降肺气、通调水道、降血糖，葛根升阳、生津、降糖，川牛膝补肝肾、强筋骨，生山楂消食通瘀，防己祛风利水，苍术祛湿健脾。

跟师体会 景教授根据患者的病情分析，为脾肾阳虚，应用四逆汤加防己黄芪汤加减，患者服药 2 周后，水肿渐消，空腹血糖由 10mmoL/L 降为 8mmoL/L，全身怕冷好转。

[**按语**]《素问·至真要大论》曰：诸湿肿满，皆属于脾。《金匮要略·水气病脉证并治》曰：诸有水者，腰以下肿，当利小便，腰以上肿，当发汗乃愈。《千金要方·水肿》提出水肿忌盐观点。《景岳全书·肿胀》曰：凡水肿等证，乃肺、脾、肾三脏相干之病。盖水为至阴，故其本在肾，水化于气，故其标在肺，水惟畏土，故制在脾。今肺虚则气不化精而化水，脾虚则土不制水而反克，肾虚则水无所主而妄行。

[**病例 5**] 患者女，49 岁，2017 年 3 月 28 日初诊。

主诉 水肿 2 个月。现病史：双下肢水肿，眼睑水肿；饮食一般，便秘，睡眠差。

四诊信息　舌质暗，苔白脉沉弦。

中医诊断　水肿病，为脾肾阳虚型。

西医诊断　浮肿。

治法　温阳化气，利水渗湿。

方剂　五苓散合生脉饮加减化裁。

组成

党参30g　醋五味子10g　麦冬15g　熟地黄30g　白芍30g　当归15g　怀牛膝10g　生龙骨（先煎）40g　生牡蛎（先煎）40g　丹参30g　制远志15g　石菖蒲15g　生黄芪30g　猪苓30g　菟丝子15g　盐补骨脂15g　茯苓20g　茯神20g　龙眼肉15g　木香10g　盐车前子（包煎）20g　泽泻15g　桂枝15g　炙甘草10g

14 副　一日一剂　水煎服

2017 年 4 月 11 日二诊：服药后眼睑水肿减轻，双下肢水肿减轻。上方加麻黄5g，14 副，一日一剂，水煎服。

2017 年 4 月 25 日三诊：服药后水肿完全基本消失。巩固治疗，上方加白术20g，去麻黄，14 副，一日一剂，水煎服。

方药分析　五苓散合生脉散加减功效：健脾肾，利水消肿。主治：水肿病，符合本病证。茯苓利水消肿，党参补气消肿，熟地补气消肿，黄芪补气固肺脾，菟丝子、补骨脂补肾阳以消肿，车前子、泽泻利水，党参、五味子、麦冬补益气血，白芍、当归滋补阴血，桂枝温阳化气。

跟师体会　景教授辨证为脾肾阳虚，用健脾补肾、通阳利水法治疗水肿病。该患者水肿，景教授注重健脾补肾利水，温肾利水湿，使代谢功能旺盛，水肿消失，病人很快见效痊愈。

[按语]《灵枢·水胀》曰：水始起也，目窠上微肿，如新卧起之状。《严氏济生方·水肿门》曰：水肿为病，皆由真阳怯少，劳伤脾胃，脾胃既寒，积寒化水。

二十五、痹证（4 例）

[**病例 1**] 患者孙某某，女，53 岁，2017 年 12 月 20 日初诊。

主诉　周身疼痛半年。现病史：患者腰胯、四肢肌肉疼痛，怕冷，疲乏无力，小肚肌肉抽筋。

四诊信息　舌质淡，苔白厚，齿痕，脉缓而无力。

中医诊断　痹证，肝肾亏虚型。

西医诊断　皮肌炎。

治法　补肝肾，通络止痛。

方剂　独活寄生汤加减。

组成

党参 60g　茯苓 20g　当归 20g　鸡血藤 30g　川芎 15g　桑寄生 40g　独活 15g　桂枝 15g　小通草 6g　防风 10g　细辛 3g　生杜仲 30g　盐补骨脂 15g　菟丝子 15g　伸筋草 30g　生白术 20g　白芍 30g　烫狗脊 15g　怀牛膝 10g　生黄芪 60g　炒酸枣仁 15g　醋延胡索 30g　炙甘草 10g

14 副　一日一剂　水煎服

方药分析 独活寄生汤功效：补肝肾，祛风湿，活络止痛。符合本病证。

党参、茯苓、生白术、生黄芪、炙甘草补气健脾，桂枝温通阳气通经络，防风祛风，细辛温经，独活、桑寄生、菟丝子补肝肾祛风湿、通经络，川芎活血通络止痛，补骨脂、杜仲、菟丝子补肝肾、强筋骨，当归、白芍活血滋补阴血，元胡止痛。

跟师体会 景教授治疗皮肌炎，中医辨证为痹证，属肝肾亏虚型。景教授用独活寄生汤补肝肾强筋骨，通经络止痛，加用生脉饮补益气血，共同治疗肝肾不足、气血不调、肌肉疼痛皮肌炎。

[按语] 本案为痹证，感受风寒湿之邪入里，闭阻不通，四肢肌肉疼痛，《内经》曰：痛者，寒气多也，有寒故痛也。血气得温则行，得寒则凝，气血不通则痛。

[病例 2] 患者孙某某，女，48 岁，2017 年 11 月 22 日初诊。

主诉 右脚踝以下疼痛、麻木，冰冷，四肢乏力，行走困难；心烦急躁，纳可，眠可，便通。

四诊信息 舌质红，舌体胖大，苔厚腻，左脉滑，右脉沉弱。

中医诊断 痹证，为肝肾不足，风湿痹阻型。

西医诊断 风湿关节病。

治法 补肝肾，补气血，祛风湿，通络，止痛。

方剂 独活寄生汤加减。

组成

党参30g　秦艽15g　川芎15g　防风10g　羌活15g　独活15g　当归20g　白芍30g　细辛3g　生杜仲15g　桑寄生30g　盐补骨脂15g　桂枝15g　怀牛膝10g　茯苓20g　醋延胡索30g　熟地黄30g　青风藤30g　透骨草15g　鸡血藤30g

14副　一日一剂　水煎服

方药分析　独活寄生汤功效：补肝肾两亏、气血不足，强筋骨，符合本病证。

独活、羌活二药祛风湿，引药走上、下肢。杜仲、寄生、怀牛膝补肝肾、祛风湿，熟地黄、补骨脂二药补肝肾，党参补中气，鸡血藤活血通络，防风祛风湿。

跟师体会　景教授治疗痹证辨证准确，用药灵活，收到良好的疗效。

[**按语**] 本案为痹证，风寒湿三邪为病，阻塞不通，不通则痛。《内经》曰：痛者，寒气多也，有寒故痛也，其不痛不仁也，病久入深，荣卫之行涩，经络时疏，故不通，皮肤不营，故为不仁。人之血气喜温而恶寒，血气得温则行，得寒则凝。寒主凝滞，则痛。营卫之气血衰少，经络空虚。不能濡养肌肤，故麻木不仁。《素问·逆调论》曰：荣气虚，则不仁。治疗调和营卫。

[**病例3**] 患者门某某，女，37岁，2018年10月10日初诊。

主诉　双手冰凉、抽筋1月余。现病史：疲劳乏力，纳可，眠可。

四诊信息 舌淡红，苔薄白，脉沉细弱。

中医诊断 痹证，血虚寒凝型。

西医诊断 静脉炎。

治法 温补气血，活血通络。

方剂 当归四逆汤加减。

组成

党参30g　茯苓20g　五味子10g　葛根30g　麦冬15g　地龙15g　桂枝15g　当归15g　白芍30g　生白术20g　细辛3g　通草6g　丹参20g　陈皮10g　生甘草6g　大枣12g　伸筋草30g

6副　一日一剂　水煎服

方药分析 当归四逆汤功效：温经散寒，养血通络。主治：血虚寒凝脉络。符合本病证。

当归、白芍补阴血，桂枝、细辛温通经脉，党参补中健脾，茯苓利水健脾，麦冬、五味子、葛根滋阴生津养血，地龙通经活络，白术健脾益气，通草通络利尿，陈皮健脾理气，大枣补气血，甘草调和诸药。

跟师体会 景教授根据手足凉、气血虚寒辨证为血虚寒凝，应用当归四逆汤加减治疗病人很快痊愈。

[按语] 本病案为痹证，血虚寒痹，《伤寒论》351条曰：手足厥寒，脉细欲绝者，当归四逆汤主之。脉细主血虚，血脉不充，气血运行不利，阴阳之气不相顺接，成血虚寒凝，四肢关节疼痛，当养血通脉，温经散寒，以当归四逆汤。

[**病例 4**] 患者王某某，女，55 岁，2018 年 9 月 19 日初诊。

主诉 全身关节疼痛 1 年。现病史：全身关节疼痛，怕冷，手足凉，疲劳乏力。

四诊信息 舌质淡暗，苔薄白，脉弦紧无力。

中医诊断 痹证，风寒湿痹型。

西医诊断 类风湿性关节炎。

治法 温经散寒，祛风除湿，通络止痛，补肝肾。

方剂 独活寄生汤合四逆汤加减。

组成

党参 30g　熟地 30g　茯苓 15g　秦艽 15g　川芎 15g　威灵仙 20g　盐杜仲 15g　桑寄生 30g　盐补骨脂 15g　青风藤 20g　伸筋草 20g　细辛 6g　桂枝 15g　黑顺片 10g　防风 10g　醋延胡索 30g　怀牛膝 10g　羌活 15g　独活 15g　醋三棱 15g　干姜 15g　炒山楂 15g　炒鸡内金 20g　炙甘草 10g

14 副　一日一剂　水煎服

方药分析 独活寄生汤功效：祛风除湿，止痛，补肝肾。主治：风寒湿痹证，符合本病证。

独活、羌活祛风湿通络，防风疏风通络，杜仲、寄生、牛膝补肝肾强筋骨祛风湿，当归养血，党参、茯苓补中益气健脾，桂枝、细辛温通经脉，附子温阳散寒，干姜温中散寒通脉，秦艽、青风藤祛风除湿通络，伸筋草祛风湿伸筋通络，补骨脂补肾强骨，威灵仙祛风湿通络止痛，熟地滋补肾阴，延胡索理气止痛，三棱活血止痛，甘草调药，神曲、山楂消食健脾。

跟师体会 景教授善治痹证，本案辨证用独活寄生汤、四逆汤配温中散寒祛湿通络药应用，临床收到良好疗效，一些多年痹证病人服药后，效果很好。

[**按语**] 本案为风寒湿邪致痹证，《内经》曰：风寒湿三气杂至，合而为痹也。其风气胜者为行痹，寒气胜者为痛痹，湿气胜者为着痹也。痹者闭也，闭阻不通。由风、寒、湿三气侵入人体致病。

二十六、痿证（1 例）

[**病例1**] 患者，男，66 岁，2017 年 12 月 20 日初诊。

主诉 双腿酸软无力 2 个多月，现病史：双腿酸软无力，头晕，困顿，形体肥胖，胸闷，口流涎，便秘，3～5 日一行，还须用药才解。

四诊信息 舌质暗，苔白厚腻，脉沉而滑。

中医诊断 痿证，属于脾湿中阻，痰瘀互结。

西医诊断 静脉炎，关节病。

治法 健脾祛湿，调理中焦，活血通络。

方剂 补阳还五汤合小承气汤加减。

组成

苍术 30g　黄芪（生）30g　葛根 30g　川芎 15g　茯苓 20g　当归 15g　薤白 20g　党参 30g　白芍 15g　川牛膝 10g　红花 15g　生龙骨（先煎）30g　生牡蛎（先煎）30g　天麻 15g　桂枝 15g　地龙 15g　枳实 10g　生大黄（后下）10g　厚朴 15g　莪术（醋）15g　白花蛇舌草 15g

7 副　一日一剂　水煎服

方药分析 补阳还五汤功效：补气，活血，通络。主治：气血不足，痰湿瘀阻，经络不通，腑气不通，符合本病证。

苍术燥湿健脾，祛风散寒，黄芪补气，葛根生津，茯苓利湿健脾，莪术破血活血通络，薤白通阳散结、行气，党参补中气，桂枝温通经络，牛膝补肝肾、引药下行，地龙通络，枳实行气、通气，大黄泻热通便。

跟师体会 景教授准确地辨证，补气、祛湿泄浊、通络、通腑，收到良好的疗效。病人服药后，双腿酸软好转，便通，各种症状已转好。

[**按语**] 本案为痿证，《素问·痿论》曰：有渐于湿，以水为事，若有所留，居处相湿，肌肉濡渍，痹而不仁，发为肉痿；脾气热，则胃干而渴，肌肉不仁，发为肉痿。关于痿证的病因病机，《内经》认为，外感六淫，或内伤七情，化火灼肺，津液耗伤；或因七情、劳倦等致五脏病热，阴精耗伤；或因脾胃虚弱，气血生化不足，都能致使皮肉脉筋骨五体失养，而形成痿证。包括感受湿邪，湿郁化热，湿热之邪，浸淫筋脉，所引起的痿证在内。

二十七、胸痹心悸（8例）

[**病例 1**] 患者张某某，男，56 岁，2017 年 4 月 26 日初诊。

主诉 胸痛 1 年。现病史：胸痛，心悸、乏力，汗出，心脏跳动不规律。

四诊信息 舌质淡，苔薄白，脉沉而细弱。

中医诊断 胸痹证，属于气阴两虚型。

西医诊断 早搏。

治法 补心益气养阴，通阳复脉。

方剂 炙甘草汤，丹参饮加减。

组成

党参 50g　炙甘草 15g　桂枝 15g　阿胶（烊化）6g　丹参 30g　檀香 3g　生地黄 30g　薤白 20g　生姜 10g　当归 15g　大枣 15g　砂仁（后煎）6g　麦冬 15g　炒麻仁 15g

7 副　水煎服　一日一剂

2017 年 5 月 3 日二诊：服药后胸痛减轻，心悸好转。效不更方，继服，7 副，一日一剂，水煎服。

2017 年 5 月 10 日三诊：服药后胸痛、心悸基本痊愈。上方去火麻仁，巩固治疗。

方药分析 炙甘草汤、丹参饮功效：滋阴养血，益气复脉，活血止痛。主治：胸痹证。符合本病证。

炙甘草补心气，益心阳健脾和胃，桂枝温心阳通脉，当归、阿胶补心血，丹参活血凉血，檀香芳香通结，薤白振奋心阳。生地、麦冬滋补阴血，大枣益气补血，党参补中益气，推动血液循环。

跟师体会 景教授很准确地辨证治疗早搏，对于西医很难治疗的早搏，景教授用中医辨证治疗效果很好。

[按语] 《内经》曰：心病者，胸中痛。心脏位居胸中。不论寒热虚实，都可致胸中疼痛，本胸痹为气血虚证，由于气血虚胸阳不振，影响心脏功能，气血虚不濡养心脏，心脉失养，不荣则痛。应用丹参饮芳香行气止痛，炙甘草汤益气补阴血，通阳止痛。心脏得养，疼痛自愈。

[病例 2] 患者刘某某，女，41 岁，2019 年 7 月 24 日初诊。

主诉 心慌，贫血 2 个月。现病史：心悸，疲劳乏力，心烦急躁，纳可，眠轻，便秘。

四诊信息 舌质淡暗，苔白，脉弱而弦。

中医诊断 胸痹心悸，为气血两虚型。

西医诊断 贫血。

治法 补气养血兼舒肝。

方剂 当归补血汤合生脉饮、柴胡疏肝散加减。

组成

党参 30g 醋五味子 10g 麦冬 15g 当归 15g 生黄芪 30g 白芍 15g 菟丝子 15g 醋柴胡 10g 醋香附 15g 郁金 15g 生龙骨 30g 生牡蛎 30g 石菖蒲 15g 制远志 15g 首乌藤 30g 茯神 20g 炒醋枣仁 15g 枳实 10g 陈皮 15g 瓜蒌 20g 炙甘草 10g

14 副 一日一剂 水煎服

2019 年 8 月 7 日二诊：服药后心悸好转，有力气。上方加丹参 15g，14 副，一日一剂，水煎服。

2019 年 8 月 21 日三诊：服药后心悸痊愈。炙甘草改 15g，14 副，一日一剂，水煎服。

方药分析 当归补血汤功效：健脾补气血。主治：气血虚证。符合本病证。

当归补血，黄芪补气生血，党参补中益气，五味子、麦冬、白芍补阴养血，菟丝子补肾，柴胡、香附、郁金舒肝气，生龙骨、生牡蛎平肝收敛，远志、首乌藤、茯神、安神，枣仁养心安神，炙甘草补中养心，枳实香附郁金理气疏肝，陈皮理气健脾。

跟师体会 对贫血病人，景教授用当归补血汤加生脉饮加减治疗，临床收到很好疗效，病人服药治疗后心悸痊愈。

[按语] 本案胸痹心悸，《内外伤辨惑论》认为当归补血汤治血虚气弱证。有型之血不能速生，无形之气所当急固，有型之血生于无形之气，故大量黄芪补肺之气，以资化源，使气旺血生。《内经》所谓脉虚血虚是也。当归补血，黄芪大量补气名日补血汤。

[**病例 3**] 患者李某，男，60 岁，2018 年 7 月 4 日初诊。

主诉 胸闷憋气，心慌 1 周。现病史：胸闷憋气，心慌感，痰多，头晕，纳差，疲劳乏力，便稀。

四诊信息 舌暗苔白腻，脉弦滑。

医学检查 心电图：T 波向下倒置。

中医诊断 胸痹，痰湿痹阻型。

西医诊断 冠心病。

治法 温通心阳，化痰通络。

方药 瓜蒌薤白半夏汤合丹参饮加减。

组成

党参30g 桂枝15g 薤白20g 砂仁（后下）6g 陈皮15g 橘红15g 丹参20g 檀香4g 瓜蒌15g 醋延胡索20g 干姜10g 麦冬15g 阿胶珠15g 姜半夏9g 生白术30g 罗布麻叶15g 川牛膝10g 炙甘草10g

7 副 一日一剂 水煎服

2018 年 8 月 11 日二诊：服药后胸痛、胸憋减轻。上方加茯苓15g，7 副，一日一剂，水煎服。

2018 年 7 月 18 日三诊：服药后胸痛、胸憋、心悸基本消除。上方去橘红，7 副，一日一剂，水煎服。

方药分析 瓜蒌薤白半夏汤功效：通阳散结，祛痰宽胸。主治：胸痹痰浊阻络证。符合本病证。

党参补气健脾化痰浊，桂枝通阳胸阳，薤白温通胸阳要药，砂仁、檀香、丹参饮治胸痹，元胡理气止痛，干姜温中散寒，阿胶补血养心，白术、健脾祛湿浊，姜半夏、茯苓、陈皮、桔红祛痰化浊，瓜蒌化痰宽胸，炙甘草补心阳。

跟师体会 景教授对冠心病用瓜蒌薤白半夏汤加减治疗，临床得心应手，许多冠心病患者疗效甚好。

[按语] 本案胸痹，《内经》曰：所谓胸痛少气者，水气在脏腑也。水者，阴气也。阴气在中，故胸痛少气也。少气指无力，水为有型之阴邪，停滞于脏腑，阻遏经脉、脏腑之气的运行，胸中阳气不得宣通，气机升降不利，故见胸憋，胸闷，胸痛。水气内盛而阳气不行，水液凝为痰饮，阻滞经脉，胸阳不通。《金匮要略》认为瓜蒌薤白半夏汤通阳散结，祛痰湿宽胸，主治痰浊胸部痛，闷憋证。

[病例 4] 患者赵某某，男，62 岁，2017 年 9 月 13 日初诊。

主诉 最近家中有事，心烦，又出现心悸、胸痛 2 个月。
现病史：心悸，胸痛，感觉心率快，纳可，便通，多汗。

四诊信息 舌暗苔白腻，脉沉滑弦。

医学检查 心脏造影：心血管稍狭窄。

中医诊断 胸痹心悸，属痰瘀阻络型。

西医诊断 冠心病。

治法 疏肝解郁，祛痰湿，通心阳，补气血养心。

方剂 柴胡疏肝散加瓜蒌薤白半夏汤加炙甘草汤加减。

组成

醋柴胡 10g　醋香附 15g　郁金 20g　丹参 30g　葛根 30g　薤白 20g　生龙骨（先煎）30g　生白术 30g　陈皮 10g　法半夏 9g　浮小麦 30g　生地黄 30g　党参 30g　桂枝 15g　麦冬 15g　阿胶珠 15g　醋鳖甲（先煎）15g　当归 15g　炙

甘草 10g

14 副　一日一剂　水煎服

2017 年 9 月 27 日二诊：服药后胸痛、胸憋好转。上方加五味子 15g，14 副，一日一剂，水煎服。

2017 年 10 月 11 日三诊：服药后胸痛、胸憋、心悸基本消失。继服 14 副，一日一剂，水煎服。

方药分析　柴胡舒肝散功效：疏肝解郁，主治：肝郁不舒证。符合本病证。

瓜蒌薤白半夏汤功效：温通胸阳。主治：胸阳不通，胸痹证。符合本病证。

炙甘草汤功效：益气养血，复脉。主治：心气血不足证，符合本病证。

柴胡、香附、郁金舒肝解郁，丹参活血通心络，薤白温通胸阳，半夏、白术、陈皮健脾祛痰通胸阳，生地黄、阿胶、当归补阴养血，桂枝、炙甘草振奋胸阳，通脉。

跟师体会　景教授应用柴胡疏肝散、瓜蒌薤白半夏汤、炙甘草汤相互配合，治疗心悸、胸痹，疗效明显。

[按语]《金匮要略·胸痹心痛短气病脉证并治》曰：胸痹之病，喘息咳唾胸背痛，短气，寸口脉沉而迟，关上小紧数，栝楼薤白白酒汤主之。胸痹不得卧，心痛彻背，栝楼薤白白酒汤主之。

[病例 5] 患者郭某某，女，50 岁，2018 年 6 月 27 日初诊。

主诉　心悸、闷憋 2 个月。现病史：患者闭经 1 年，近 2

个月心悸、闷憋，失眠，常常憋醒；纳可，便通。

四诊信息　舌质淡暗，苔薄白，脉细弦无力。

中医诊断　胸痹证，为心气阴阳不足型。

西医诊断　冠心病。

治法　益气滋阴养血通痹。

方剂　炙甘草汤加减。

组成

丹参 30g　党参 30g　桂枝 15g　干姜 10g　麦冬 15g
阿胶珠 15g　砂仁（后下）6g　檀香 3g　生地黄 30g　茯苓
15g　炙甘草 10g　薤白 20g

14 副　一日一剂　水煎服

2018 年 7 月 11 日二诊：服药后憋闷减轻，心悸好转。上方加当归 15g，14 副，一日一剂，水煎服。

2018 年 7 月 25 日三诊：服药后心悸、憋闷已愈。养血安神，上方加枣仁 20g，14 副，一日一剂，水煎服。

方药分析　炙甘草汤功效：补气滋阴养血。主治：心悸胸痹证。符合本病证。

丹参活血通痹，党参益气通痹，桂枝、干姜、炙甘草通胸阳、通痹，麦冬、生地黄、阿胶珠补阴血通痹，檀香开窍通痹，砂仁养胃，茯苓健脾利水，补脾通痹。

跟师体会　景教授对心悸、胸痹、冠心病患者辨证使用炙甘草汤合丹参饮加减治疗，收到良好的疗效。

[**按语**]《太平圣惠方》指出益气、养血、滋阴、温阳治疗胸痹的方法。心气心血亏损，心脉失于濡养不荣则痛。《素问·痹论》曰：心痹者，脉不通，烦则心下鼓，暴上气而喘。

《难经·六十难》曰：心之病……其痛甚，但在心，手足青者，即名真心痛。其真心痛者，旦发夕死，夕发旦死。

[病例6] 患者王某某，女，48岁，2018年12月12日初诊。

主诉 胸闷、胸痛2个月。现病史：胸闷，胸痛，急躁易怒，善太息；纳可，便通，眠可。

四诊信息 舌质暗，苔白，脉细弦。

中医诊断 胸痹，为心血虚，心阳不振型。

西医诊断 冠心病。

治法 疏肝补气血通脉。

方剂 炙甘草汤合柴胡疏肝散加减。

组成

党参30g　桂枝15g　干姜10g　麦冬15g　生地黄30g　阿胶珠15g　薤白20g　砂仁（后下）6g　檀香5g　丹参30g　炒僵蚕15g　炙甘草10g　柴胡10g　川芎15g　陈皮15g　枳实10g　白芍10g　香附15g

7副　一日一剂　水煎服

2018年12月19日二诊：服药后胸闷胸痛好一半。上方加当归15g，7副，一日一剂，水煎服。

2018年12月26日三诊：服药后已基本痊愈。巩固治疗，上方加枣仁20g，7副，一日一剂，水煎服。

方药分析 炙甘草汤功效：补气血，通脉。主治：胸痹证。符合本病证。

党参补益中气，桂枝通心阳，干姜温中，麦冬、生地补阴滋血，阿胶补血养心，薤白温通心阳，檀香芳香舒散通瘀，丹参活血养心，砂仁养胃。柴胡疏肝散疏肝理气解郁。因病急躁易怒，肝郁不舒，与炙甘草汤配合使用效果更好。炙甘草补心阳。

跟师体会　景教授对胸痹，冠心病常用炙甘草汤加减治疗，临床收到良好疗效。

[**按语**]《类证治裁·胸痹》曰：胸痹，胸中阳微不运，久则阴乘阳位而为痹结也，其症胸满喘息，短气不利，痛引心背。由胸中阳气不舒，浊阴得以上逆，而阻其升降，甚则气结咳唾，胸痛彻背。夫诸阳受气于胸中，必胸次空旷，而后清气转运，布息展舒。胸痹之脉，阳微阴弦，阳微知在上焦，阴弦则为心痛，此《金匮》《千金》均以通阳主治也。

[**病例 7**] 患者陈某某，女，40 岁，2018 年 11 月 7 日初诊。

主诉　工作紧张，劳累，胸痛，心慌约 2 个月。现病史：胸痛，善太息，胸闷，心悸。

四诊信息　舌质暗，苔白，脉弦。

中医诊断　胸痹，为气滞血瘀，胸阳不振型。

西医诊断　冠心病。

治法　温通胸阳，滋阴养血。

方剂　丹参饮加炙甘草汤加减。

组成

党参 30g　桂枝 15g　麦冬 15g　生地黄 30g　干姜 10g
阿胶珠 10g　桑寄生 20g　五味子 10g　火麻仁 15g　丹参 30g　檀香 4g　薤白 20g　炙甘草 10g

6 副　一日一剂　水煎服

2018 年 11 月 13 日二诊：服药后胸痛减轻。上方加香附 10g，郁金 10g，7 副，一日一剂，水煎服。

2018 年 11 月 20 日三诊：加砂仁 6g，6 副，一日一剂，水煎服。

方药分析 丹参饮功效：活血化瘀，行气止痛。主治：血瘀胸痹证。符合本病证。

党参补中气，桂枝温中通脉，麦冬、生地补阴，阿胶补血，丹参活血化瘀，檀香芳香散瘀，薤白温通胸阳，香附、郁金疏肝理气解郁，炙甘草补心阳。

跟师体会 景教授对冠心病、心悸病人应用丹参饮、炙甘草汤配伍加减，临床疗效很好，病人服药后很快见效。

[**按语**]《证治准绳·诸痛门》提出用红花、桃仁、失笑散治疗胸痛。《时方歌括》以丹参饮治疗胸痛。《医林改错》提出血府逐瘀汤治疗胸痹心痛。本病例选用丹参饮共同治疗，病人很快痊愈。

[**病例 8**] 患者刘某某，男，69 岁，2019 年 6 月 26 日初诊。

主诉 心悸、胸闷、胁痛 1 年余，血压不稳。现病史：心悸，胸闷，胁痛，疲劳乏力，头晕。测血压 160/95mmHg。

四诊信息 舌质淡红，苔薄，脉结代。

中医诊断 胸痹，为气血虚型。

西医诊断 冠心病。

治法 补气养心，振奋胸阳。

方剂 炙甘草汤加减。

组成

炙甘草 20g　当归 15g　麦冬 20g　生地黄 10g　红芪 30g　桂枝 12g　丹参 12g　桔梗 4g　阿胶 6g　党参 20g　陈皮 15g　三七粉 3g　郁金 15g　茯苓 10g　天麻 10g　枣仁 15g　川牛膝 10g　五味子 10g　罗布麻叶 10g

14 副　一日一剂　水煎服

2019 年 7 月 10 日二诊：服药后心悸好转。上方继服 14 副，一日一剂，水煎服。

2019 年 7 月 24 日三诊：服药后心悸胸闷、脉结代好转。上方加柏子仁 20g，14 副，一日一剂，水煎服。

方药分析　炙甘草汤功效：补气养阴血。主治：心阴心阳不足，心悸证。符合本病证。

枣仁、柏子仁补心养心，当归补血养心，麦冬补阴养血，炙甘草温补心阳，桂枝温通胸阳，丹参养心活血，黄芪补气，阿胶补血养心，党参补中气养心，三七粉活血养血，郁金解郁，天麻平肝阳、降压、改善脑部的气血，罗布麻叶、川牛膝降压。

跟师体会　上方治疗心气血不足的冠心病，心悸用炙甘草汤加减治疗，补气养血，通阳益阴共同配伍，起到了补气血、通胸阳的功效，临床疗效独特，病人服药后很快好转。

[按语] 本案患者年龄大，心脏气血阴阳不足，心阳不振，则心脏不畅，心血亏损则心失所养，气虚血瘀不通则痛，心胸痹痛。改善心脏供血作用，调和气血阴阳，气充血盈，阳气宣通，胸痛心悸自愈。《伤寒论·辨太阳病脉证并治》曰：伤寒脉结代，心动悸，炙甘草汤主之。

二十八、中风（1 例）

[**病例 1**] 患者付某某，男，57 岁，2017 年 7 月 19 日初诊。

主诉 右侧半身不遂半年余。现病史：右侧半身不遂，近日急躁、易怒，多梦，阳痿，便稀。

四诊信息 舌质暗，苔白，脉弦无力。

中医诊断 中风后遗证，血络痹阻型。

西医诊断 脑梗死。

治法 疏肝解郁，平肝熄风，益气健脾，活血通络。

方剂 柴胡舒肝散加补阳还五汤加减。

组成

醋柴胡 10g 醋香附 15g 川芎 15g 生黄芪 30g 地龙 20g 党参 30g 当归 15g 红花 10g 白芍 15g 锁阳 15g 郁金 20g 合欢皮 15g 生地黄 30g 枸杞子 15g 枳实 10g 陈皮 15g 生龙骨（先煎）30g 生牡蛎（先煎）30g 丹参 30g 川牛膝 10g 生甘草 10g 伸筋草 30g

14 副 一日一剂 水煎服

方药分析　舒肝散功效：疏肝解郁，主治：肝气不疏，心情抑郁症。符合本病证。

补阳还五汤功效：补气活血、通络。主治：气虚血瘀证。符合本病证。

柴胡、香附、郁金舒肝解郁，黄芪、党参补气通脉，川芎、地龙、红花、丹参活血通脉，当归、白芍、生地黄、枸杞子补阴血通脉，龙骨、牡蛎平肝阳，川牛膝引药下行通脉，生甘草调和诸药。

跟师体会　本证因肝郁肝阳化风，气虚血瘀，景教授使用柴胡疏肝散加补阳还五汤加减，方中重用黄芪药量，地龙通络，川芎、红花活血通脉，香附、郁金解郁舒肝，生地黄、枸杞子补肾阴以舒筋，党参益气，伸筋草疏通经络。病人服药后，急躁、易怒缓解，半身不遂好转，能够自己活动锻炼，很高兴。

[**按语**]《内经》曰：虚行偏客于身半，其入深，内居营卫。营卫稍衰则真气去，邪气独留，发为偏枯。张景岳曰：偏枯者，半身不遂，风之类也。风伤筋脉，肢体失养，发生半身不遂。风邪入中经络，常出现抽搐，口眼歪斜，角弓反张，半身不遂，治疗多以祛风通络、养血和营等法。

二十九、瘿病（16 例）

［**病例 1**］患者刘某某，女，36 岁，2018 年 12 月 26 日初诊。

主诉　甲状腺结节 2 个多月。现病史：甲状腺结节，心烦，急躁，偶有颈部不适。

四诊信息　舌质暗，苔薄黄，脉弦。

中医诊断　瘿症，为肝郁气结型。

西医诊断　甲状腺结节。

治法　舒肝解郁，祛痰化瘀，软坚散结。

方剂　柴胡疏肝散合温经汤加减。

组成

醋柴胡 10g　醋香附 15g　郁金 20g　法半夏 9g　厚朴 15g　生麦芽 30g　生地黄 30g　玄参 15g　浙贝母 15g　川芎 15g　炒莱菔子 20g　党参 30g　醋五味子 10g　麦冬 15g　当归 15g　醋三棱 15g　醋莪术 15g　生黄芪 30g　桔梗 10g　生牡蛎 30g　夏枯草 30g　肉桂 4g　炙甘草 10g

　　7 副　一日一剂　水煎服

2019年1月8日二诊：服药后自觉颈部舒服，心烦，急躁好转。上方加合欢花15g，改麦冬30g，7副，一日一剂，水煎服。

2019年1月16日三诊：服药后，颈部结节缩小明显。上方继服7副，一日一剂，水煎服。

方药分析 柴胡舒肝散功效：舒肝解郁。主治：肝郁不舒。符合本病证。

柴胡、香附、郁金舒肝解郁，法半夏祛痰散结，厚朴下气散结，生麦芽疏肝消食，玄参、生地滋阴，浙贝母化痰散结，夏枯草清肝火、散结消肿、祛痰结，莱菔子下气消痰，党参补中健脾，五味子、麦冬、当归补阴血，三棱、莪术破血化瘀，黄芪补气，桔梗宣肺，生牡蛎软坚收敛散结，肉桂温通经络，炙甘草调中调药。

跟师体会 景教授多年治疗甲状腺结节临床经验，应用疏肝解郁，散结理气，消食化痰，共同配伍治疗甲状腺结节，病人服药后很快结节变小，渐渐消失。

[**按语**]《重订严氏济生方·瘿候》曰：夫瘿瘤者，多由喜怒不节，忧思过度，而成斯疾焉。大抵人之气血，循环一身，常欲无滞留之患，调摄失宜，气凝血滞，为瘿为瘤。《诸病源候论·瘿候》曰：瘿者，由忧恚气结所生。动气增患。《外科正宗·瘿瘤论》指出瘿瘤由气、痰、瘀壅结而成，治法：行散气血，行痰顺气，活血散坚。

[**病例2**]患者韩某某，女，62岁，2019年4月2日初诊。

主诉 甲状腺结节 2 年余。现病史：甲状腺结节，服药后减小；大便黏，纳可，工作忙，容易急躁，眠可。

四诊信息 舌质暗，苔白腻，脉弦滑。

中医诊断 瘿症，为肝郁痰凝型。

西医诊断 甲状腺结节。

治法 疏肝解郁，化痰散结。

方剂 消瘰饮加减。

组成

醋柴胡 10g　黄芩 15g　生鸡内金 30g　陈皮 10g　浙贝母 10g　莲子芯 4g　生地黄 30g　夏枯草 30g　盐橘核 15g　炒川楝子 9g　生牡蛎 40g　玄参 15g　醋鳖甲 20g　连翘 20g　天花粉 15g　土鳖虫 15g　法半夏 9g　厚朴 15g　当归 15g　炒王不留行 15g　蒲公英 30g　生甘草 10g

14 副　一日一剂　水煎服

2019 年 4 月 16 日二诊：服药后自觉结节缩小，心情舒畅。上方继服 7 副，一日一剂，水煎服。

2019 年 4 月 30 日三诊：服药后结节基本痊愈。上方继服 7 副，一日一剂，水煎服。

方药分析 消瘰饮功效：清热滋阴，消痰散结。主治：结节。符合本病证。

浙贝、半夏祛痰散结，玄参滋阴降火，生牡蛎收敛平肝软坚散结，夏枯草、蒲公英、连翘清热散结，鳖甲平肝潜阳，橘核散结，王不留行、土鳖虫活血通络，当归养血通络，郁金舒肝解郁，生地清热凉血。舒肝解郁，理气散结，清热化痰，共奏消散结节。

跟师体会　景教授治疗甲状腺结节多年，临床疗效满意，临床中根据病人辨证用药治疗，本病人通过治疗结节减小。尿碘高者，禁吃海产品、辛辣食物。

[**按语**]《诸病源候论·瘿候》曰：瘿者，由忧恚气结所生；动气增患。《外科正宗·瘿瘤论》指出瘿瘤由气、痰、瘀、壅结而成，治法：行散气血，行痰顺气，活血散坚。

[**病例 3**]　患者刘某某，女，47 岁，2018 年 10 月 24 日初诊。

主诉　甲状腺结节 1 年余。现病史：甲状腺结节，月经前期，疲劳乏力，心慌，善太息；乳房胀痛，有乳腺增生与结节。

四诊信息　舌质暗，苔白，脉弦而滑。

中医诊断　瘿症，为肝郁脾虚型。

西医诊断　甲状腺结节。

治法　疏肝解郁，健脾散结。

方剂　柴胡疏肝散加减。

组成

醋柴胡 10g　醋香附 15g　郁金 20g　当归 20g　丹参 20g　醋乳香 15g　醋没药 15g　山慈菇 15g　生黄芪 30g　党参 30g　茯苓 15g　生白术 20g　醋五味子 10g　麦冬 15g　桔梗 10g　炒川楝子 9g　陈皮 10g　生甘草 10g　川芎 15g　枳实 10g　生牡蛎（先煎）30g

14 副　一日一剂　水煎服

2018 年 11 月 7 日二诊：服药后，心情好转。上方加夏枯草 30g，14 副，一日一剂，水煎服。

2018 年 11 月 22 日三诊：颈部不疼痛了。继续服药 14 副，一日一剂，水煎服。建议服药 2~3 个月后，做 B 超检查。

方药分析　柴胡舒肝散功效：舒肝解郁健脾。主治：肝郁不舒证。符合本病证。

柴胡、香附、郁金舒肝解郁，乳香、没药、山慈菇活血通络散结，当归补血，黄芪、党参、白术补气健脾，茯苓利水健脾，麦冬、五味子补阴，陈皮健脾，夏枯草清肝火、消结节，甘草调和诸药。

跟师体会　景教授对肝郁不舒甲状腺结节病证用柴胡疏肝散加减治疗，起到疏肝活血通络、消散结节的作用。

[按语]《重订严氏济生方·瘿候》曰：夫瘿瘤者，多由喜怒不节，忧思过度，而成斯疾焉……气凝血滞，为瘿为瘤。

[病例 4]　患者刘某，女，39 岁，2018 年 7 月 11 日初诊。

主诉　甲状腺结节 2 年。现病史：右侧甲状腺肿大，颈部肿大很明显，颈部不适感；心烦，急躁易怒，纳可，便通，眠差。

四诊信息　舌质暗，苔白厚，齿印，脉弦。

中医诊断　瘿症，为肝气郁结型。

西医诊断　甲状腺结节。

治法　舒肝解郁，化痰散结。

方剂　消瘰丸加柴胡疏肝散加减。

组成

连翘 20g　玄参 15g　浙贝母 15g　生牡蛎 30g　醋鳖甲 20g　当归 15g　醋延胡索 20g　皂角刺 15g　山慈菇 9g　炒王不留行 15g　桔梗 10g　穿山甲粉（冲）3g　醋香附 15g　郁金 20g　生甘草 10g　土茯苓 15g　柴胡 10g　枳实 10g　川芎 15g　陈皮 15g

14 副　一日一剂　水煎服

2018 年 7 月 25 日二诊：服药后结节肿痛疼减轻。上方加夏枯草 30g，橘核 15g，14 副，一日一剂，水煎服。

2018 年 8 月 8 日三诊：服药后颈部肿大明显缩小，痛疼好转。上方加板蓝根 20g，14 副，一日一剂，水煎服。

方药分析　消瘰丸功效：清热滋阴，软坚散结。主治：瘰疬结节。符合本病证。

连翘清热散结，玄参滋阴，浙贝母化痰散结，生牡蛎软坚散结，鳖甲软坚，当归补血，元胡止痛，皂角刺顽痰散结，山慈菇散结，王不留行临床活络祛瘀，山甲粉祛瘀散结，柴胡、香附、郁金、陈皮、柴胡等疏肝散疏肝理气解郁。

跟师体会　景教授临床治疗过很多甲状腺结节病人，临床经验丰富，疗效突出，病人很满意。

［**按语**］《外科正宗·瘿瘤论》指出瘿瘤由气、痰、瘀壅结而成，治法：行散气血，行痰顺气，活血散坚。

［**病例 5**］患者倪某某，女，48 岁，2017 年 7 月 19 日初诊。

主诉　自觉颈部不适 3 个月。现病史：颈部不适，B 超示甲状腺结节；心悸，善太息，口腔溃疡，纳可，便通，睡眠可。

四诊信息 舌质暗，苔白，脉弦滑。

中医诊断 瘿病，肝郁化火，痰瘀凝结型。

西医诊断 甲状腺结节。

治法 疏肝解郁，软坚散结。

方剂 柴胡舒肝散加软坚散结药物加减。

药物

醋柴胡10g 醋香附15g 桔梗10g 连翘20g 蒲公英30g 醋乳香15g 醋没药15g 盐橘核15g 皂角刺15g 醋鳖甲（先煎）15g 生牡蛎（先煎）30g 白芷15g 浙贝母15g 夏枯草30g 百合20g 当归15g 白芍15g 穿山甲粉（先煎）3g 醋延胡索30g 炒王不留行15g 生甘草10g

14副 一日一剂 水煎服

2017年8月2日二诊：服药后自觉颈部松快，心情舒畅，心悸平稳。上方继服，14副，一日一剂，水煎服。

2017年8月16日三诊：B超示甲状腺结节缩小。巩固治疗，上方去白芷、百合，继服14副，一日一剂，水煎服。

方药分析 柴胡舒肝散功效：舒肝解郁，健脾燥湿。主治：肝脾不和，肝郁不舒。

柴胡、香附舒肝解郁，乳香、没药活血通络散结，橘核散结，连翘、蒲公英清热散结，浙贝母化痰散结，夏枯草清肝散结，穿山甲粉、王不留行活血散结通络，当归补血养血，鳖甲软坚散结，延胡索止痛，生甘草调和诸药。

跟师体会 景教授治疗甲状腺结节，应用柴胡舒肝散加减，加软坚散结、活血止痛、清热解毒的药物，在临床上收到良好的疗效。病人服药后，甲状腺结节缩小、消失。

[**按语**]《诸病源候论·瘿候》曰：瘿者，由忧恚气结所生；动气增患。《外科正宗·瘿瘤论》指出瘿瘤由气、痰、瘀壅结而成，治法：行散气血，行痰顺气，活血散坚。

[**病例6**] 患者韩某，女，48岁，2017年12月20日初诊。

主诉 甲状腺结节10年余。现病史：甲状腺结节，颈部有胀感；急躁易怒，便秘，口干，纳可，入睡难。

四诊信息 舌淡红，苔白厚腻，脉弦细。

中医诊断 瘿病，为肝郁痰凝型。

西医诊断 甲状腺结节。

治法 疏肝解郁，化痰软坚散结。

方剂 开郁散加减。

药物

醋柴胡10g　醋香附15g　郁金20g　连翘20g　醋三棱15g　醋莪术15g　穿山甲粉（冲服）3g　皂角刺15g　炒王不留行15g　醋鳖甲（先煎）20g　桔梗10g　炒白芥子15g　盐橘核15g　化橘红15g　茯苓20g　当归15g　白芍15g　蒲公英30g　夏枯草30g　生甘草10g

14副　一日一剂　水煎服

2018年1月9日二诊：颈部痛疼减轻，心烦见好。继服上方14副，一日一剂，水煎服。

2018 年 1 月 23 日三诊：服药后结节基本消失。巩固治疗，继服 14 副，一日一剂，水煎服。

方药分析 开郁散功效：疏肝理气，化痰散结。主治：肝郁痰凝证。符合本病证。

柴胡、香附、郁金舒肝解郁，连翘、蒲公英清热散结，三棱、莪术、穿山甲粉、王不留行活血破血散结，皂角刺祛顽痰散结，鳖甲软坚散结，夏枯草清肝散结，橘核通络散结，白芥子祛痰散结，化橘红健脾散结，当归补血活血。

跟师体会 景教授治疗甲状腺结节，应用开郁散加减，疏肝解郁、软坚散结。

[**按语**] 《诸病源候论·瘿候》曰：瘿者，由忧恚气结所生；动气增患。《外科正宗·瘿瘤论》指出瘿瘤由气、痰、瘀壅结而成，治法：行散气血，行痰顺气，活血散坚。

[**病例 7**] 患者藏某某，女，64 岁，2017 年 12 月 13 日初诊。

主诉 咽颈部不适 3 月余。现病史：3 个月来自觉咽部不适，似有东西，吐不出，咽不下；心烦急躁，多汗，心悸，咳痰。

四诊信息 舌质暗，苔白滑，脉弦滑。

中医诊断 梅核气，颈部肿大，肝郁痰凝型。

西医诊断 慢性咽喉炎，淋巴结肿大。

治法 疏肝行气，祛湿化痰，降逆散结。

方剂 半夏厚朴汤加减。

组成

法半夏 9g　厚朴 15g　茯苓 20g　紫苏叶 15g　化橘红 15g　盐橘核 15g　连翘 20g　生牡蛎（先煎）30g　玄参 15g　醋柴胡 10g　醋香附 15g　郁金 20g　醋鳖甲（先煎）15g　醋延胡索 30g　煅海浮石 20g　合欢花 10g　桔梗 10g　皂角刺 15g　炒王不留行 15g　生甘草 10g

14 副　一日一剂　水煎服

2017 年 12 月 27 日二诊：服药后，自觉颈部舒服了。上方去桔梗，加浙贝母 15g，14 副，一日一剂，水煎服。

2018 年 1 月 13 日三诊：服药后，自觉颈部不适消失，心情也好了。继服上方，加炒川楝子 9g，巩固，14 副，一日一剂，水煎服。

药物分析　半夏厚朴汤功效：行气散结，降逆化痰。主治：肝郁痰凝证。符合本病证。

法半夏祛痰散结，厚朴下气行滞，茯苓利水散痰，苏叶下气散痰，橘红化痰散结，橘核软坚散结，连翘清热散结，生牡蛎、鳖甲软坚散结，玄参滋阴消结，柴胡、香附、郁金舒肝解郁，海浮石祛痰散结，王不留行活血散结，皂角刺祛顽痰散结。

跟师体会　梅核气与颈部肿大，中医认为多因情志内伤、气滞、痰凝、血瘀，壅结颈前而成。对于梅核气，景教授多用半夏厚朴汤加减，临床均疗效突出。对本病人，景教授根据慢性咽炎、颈部淋巴结肿大的所灵活组方治疗，获得很好的疗效，是我应学习的。

[**按语**] 肝郁不舒，气机郁滞，津液失于输布，凝聚为痰，

气滞痰凝，于颈前为瘿。《外科正宗·瘿瘤论》：《小品》瘿病者，始作与瘰核相似，其瘿病喜当颈下，当中央不偏两边也。《金匮要略·妇人杂病脉证并治》曰：妇人咽中，如有炙脔，半夏厚朴汤主之。

[病例8] 患者赵某，女，55岁，2017年3月14日初诊。

主诉 甲状腺结节2年。现病史：甲状腺结节，B超示右侧有囊实性结节并有液体与钙化；怕冷，饮食一般，心烦，急躁。

四诊信息 舌暗红，苔薄白腻，脉弦。

中医诊断 瘿病，属肝气郁结，痰凝血瘀型。

西医诊断 甲状腺结节。

治法 疏肝泻热，化痰活血，消瘿。

方剂 柴胡疏肝散、海藻玉壶汤加减。

组成

醋柴胡10g 醋香附15g 蒲公英30g 夏枯草30g 连翘20g 玄参20g 浙贝母15g 醋鳖甲（先煎）15g 生牡蛎（先煎）30g 桔梗10g 茯苓20g 生白术30g 川芎15g 桂枝15g 当归20g 炒王不留行15g 猫爪草15g 合欢皮15g 合欢花10g 玫瑰花10g 生甘草6g

14副 一日一剂 水煎服

2017年3月29日二诊：服药后颈部感觉舒服，自觉结节变小，心情舒畅。上方加郁金20g，去猫爪草、合欢皮，14副，一日一剂，水煎服。

2017年4月12日三诊：B超示甲状腺结节稍有缩小，咳痰减少。上方加皂角刺 15g，去川芎，14 副，一日一剂，水煎服。

方药分析 柴胡、香附、郁金舒肝解郁，连翘、蒲公英，清热散结，王不留行活血破血散结，皂角刺祛顽痰散结，鳖甲软坚散结，夏枯草清肝散结，白术健脾散结，生牡蛎、鳖甲软坚散结，当归补血活血。

跟师体会 甲状腺结节为临床常见病、多发病，景教授多年治疗甲状腺结节疗效显著，患者满意。

[按语]《外科正宗·瘿瘤论》指出瘿瘤由气、痰、瘀壅结而成，治法：行散气血，行痰顺气，活血散坚。

[病例 9]：患者李某，女，33 岁，2018 年 10 月 10 日初诊。

主诉 甲亢 2 年。现病史：甲亢 2 年，心悸，眼突，心烦，急躁易怒，便秘。

四诊信息 舌质红，苔薄，脉细弦。

中医诊断 瘿病，为肝郁气结型。

西医诊断 甲状腺功能亢进。

治法 疏肝解郁，清热散结。

方剂 柴胡舒肝散加减。

组成

柴胡 10g 醋香附 15g 郁金 20g 黄芩 15g 生地黄 30g 赤芍 15g 玄参 15g 醋鳖甲 20g 桔梗 10g 泽兰 15g 丹参 30g 泽泻 15g 牡丹皮 10g 夏枯草 30g 枸杞子 20g 浙贝母 20g 生黄芪 30g 当归 15g 密蒙花 10g 炒山药

30g　酒女贞子 15g　墨旱莲 15g

14 副　一日一剂　水煎服

2018 年 10 月 24 日二诊：服药后，急躁心烦平稳，心烦、眼突见轻。上方改玄参 30g，加合欢花 15g，14 副，一日一剂，水煎服。

2018 年 11 月 7 日三诊：服药后，眼突见好，情绪平静，便通。上方加青葙子 20g，14 副，一日一剂，水煎服。后访，服药后，甲亢痊愈。

方药分析　柴胡舒肝散功效：疏肝解郁，清热散结。主治：肝郁气结证，符合本病证。

柴胡、香附、郁金舒肝解郁，黄芩清热燥湿，治肝胆郁热，生地凉血滋阴，乳香、没药活血散结，玄参滋阴，鳖甲平肝潜阳软坚，泽兰、牡丹皮、丹参 活血通络，夏枯草清热散结，浙贝母祛痰散结，黄芪补气，密蒙花清肝热，女贞子、旱莲草二至丸滋补肝肾。

跟师体会　景教授应用柴胡舒肝散加减配伍，治疗甲状腺功能亢进，收到很好疗效。

[**按语**]《医学入门》曰：瘿，瘤所以而名者，以瘿形似樱桃，一边纵大亦似之，椎槌而垂，皮宽不急。原因忧恚所生，故又曰瘿气，今之所谓影囊者是也。肝气不舒，气血凝聚成痰，气滞痰凝，壅结颈前，气滞血瘀，致病。

[**病例 10**] 患者周某，女，20 岁，2019 年 4 月 24 日初诊。

主诉　颈部不适、心悸、手抖、急躁 2 个月。现病史：颈部不适，心悸，手抖，急躁，疲乏无力。

四诊信息 舌质暗红，苔白，脉弦。

医学检查 化验示甲状腺功能不正常，促甲状腺素 0.001。

中医诊断 瘿病，为肝郁化火型。

西医诊断 甲状腺功能亢进。

治法 疏肝解郁，清热泻火。

方剂 柴胡舒肝散加减。

组成

醋柴胡 10g　醋香附 15g　郁金 20g　当归 15g　白芍 15g　炒僵蚕 15g　生地黄 30g　夏枯草 30g　党参 30g　醋五味子 10g　麦冬 15g　陈皮 10g　丹参 30g　薤白 20g　茯苓 20g　炙甘草 20g

14 副　一日一剂　水煎服

2019 年 5 月 8 日二诊：服药后颈部放松，心悸好转。上方加知母 15g，14 副，一日一剂，水煎服。

2019 年 5 月 22 日三诊：颈部舒畅，心悸已愈，手抖已好。上方加合欢花 15g，14 副，一日一剂，水煎服。

方药分析 柴胡舒肝散功效：疏肝解郁，清热泻火。主治：肝郁不舒证。符合本病证。

柴胡、香附、郁金舒肝解郁，当归、白芍补血养肝，僵蚕通络散解痉结，生地清热凉血，夏枯草清肝散结，党参补中，五味子补阴收敛，麦冬滋阴，陈皮健脾，丹参清心凉血，炙甘草调药。

跟师体会 景教授用柴胡舒肝散加减治疗甲亢，临床疗效显著。

[**按语**] 肝郁不舒，气机郁滞，肝郁化火，火热伤阴，津液失于输布，凝聚为痰，气滞痰凝，于颈前为瘿。《诸病源候论·瘿候》曰：瘿者，由忧恚气结所生；动气增患。

[**病例 11**] 患者罗某某，女，28 岁，2019 年 9 月 4 日初诊。

主诉 心悸、手抖 2 个月。现病史：心悸，心烦，急躁，手抖，大便 3 ~ 4 次/日，腹胀，消化差。

四诊信息 舌质暗，苔白，脉弦。

中医诊断 瘿病，为肝郁不舒型。

西医诊断 甲状腺功能亢进。

治法 舒肝解郁，滋阴散结。

方药 加味逍遥散加减。

组成

醋柴胡 10g 醋香附 15g 郁金 20g 当归 15g 白芍 15g 川芎 15g 炒僵蚕 15g 生地黄 30g 枳实 10g 夏枯草 30g 党参 30g 醋五味子 10g 麦冬 15g 炒白术 20g 薄荷（后下）10g 仙鹤草 20g 制远志 15g 石菖蒲 15g 茯神 20g 陈皮 10g 炒栀子 15g 丹皮 10g 生甘草 10g

14 副 一日一剂 水煎服

2019 年 9 月 18 日二诊：服药后心情好转，手抖减轻。继服上方 14 副，一日一剂，水煎服。

2019 年 10 月 15 日三诊：服药后心悸，烦躁，手抖已基本消，眼干。上方加菊花 10g，14 副，一日一剂，水煎服。

方药分析 加味逍遥散功效：疏肝气，解郁，健脾和胃。主治：肝郁不疏，脾胃虚弱。符合本病证。

柴胡、香附、郁金舒肝气、解肝郁，麦冬、五味子滋阴，当归、白芍、川芎滋阴和血，生地清热凉血，僵蚕平肝，夏枯草清肝散结，石菖蒲清心开窍、化痰，茯神、制远志安神宁心，炒白术健脾止泻，薄荷疏肝理气，芳香化湿，甘草调和诸药，仙鹤草凉血补虚。

跟师体会 景教授对甲亢病人辨证为肝郁不舒、郁久化火，应用柴胡舒肝散加减配伍治疗，收到很好疗效，病人服药后，自觉心情舒畅平稳。

[**按语**]《外科正宗·瘿瘤论》指出瘿瘤由气、痰、瘀壅结而成，治法：行散气血，行痰顺气，活血散坚。抑郁、恼怒、忧思郁久，使气机郁滞，肝气不舒，气血凝聚成痰，气滞痰凝，壅结颈前，气滞血瘀致病。

[**病例 12**] 患者赵某，女，19 岁，2019 年 6 月 26 日初诊。

主诉 颈部肿胀不适半年余。现病史：颈部肿胀，急烦易怒，入睡难，疲劳乏力。

四诊信息 舌质暗，苔白，脉弦数。

中医诊断 瘿病，为肝郁痰阻型。

西医诊断 甲状腺功能亢进。

治法 疏肝解郁，化痰散结，活血通络。

方剂 柴胡疏肝散加减。

组成

醋柴胡 10g 醋香附 15g 郁金 20g 当归 15g 醋青皮 15g 夏枯草 30g 黄连 9g 生黄芪 15g 黛蛤散 10g 枸杞

子 20g　炒王不留行 15g　生地黄 50g　盐橘核 15g　醋五味
子 10g　党参 30g　丹皮 10g　茯苓 20g　仙鹤草 20g　烫枳
实 10g　合欢花 10g　炒栀子 15g　炒僵蚕 15g　青箱子 20g
菊花 10g

7 副　一日一剂　水煎服

2019 年 7 月 3 日二诊：服药后颈部舒服，心烦好转，失
眠见好，能入睡了。上方继服 7 副，一日一剂，水煎服。

2019 年 7 月 10 日三诊：颈部无不适，心烦平稳，失眠基
本缓解。上方去炒栀子，生黄芪改 30g，生地黄改 60g，7 副，
一日一剂，水煎服。

方药分析　柴胡疏肝散加味逍遥散功效：疏肝解郁，清热
健脾。主治：肝郁不舒证。符合本病证。

柴胡、香附、郁金舒肝解郁，青皮破气舒肝，当归补阴
血，菊花、青箱子、夏枯草清肝散结，黄连清心火，黄芪补
气，黛蛤散清泻肝火，补肺益肾。枸杞子滋肝肾阴，王不留行
活血通络，生地滋阴凉血，橘核散结，五味子益阴收敛，党参
补中气，丹皮清热凉血，活血化瘀，合欢花舒肝郁。

跟师体会　景教授治疗甲状腺疾病，主要以疏肝郁凉血、
化痰散结，多选用柴胡舒肝散加清热凉血散结药配伍，收到很
好的疗效。

[按语]　肝气不舒，气血凝聚成痰，气滞痰凝，壅结颈
前，气滞血瘀，致病。《外科正宗·瘿瘤论》指出瘿瘤由气、
痰、瘀壅结而成，治法：行散气血，行痰顺气，活血散坚。

[**病例 13**]　患者赵某某，女，51 岁，2019 年 8 月 14 日

初诊。

主诉 甲亢半年。现病史：甲亢半年，面鼻部发赤热，手足心热，急躁易怒，睡眠差，潮热。

四诊信息 舌暗红，苔薄白，脉细数。

中医诊断 瘿病，为肝郁化火型。

西医诊断 甲状腺功能亢进。

治法 疏肝解郁，清热散结。

方药 柴胡疏肝散加生脉饮等凉血活血药物化裁。

组成

党参 30g　醋五味子 10g　麦冬 15g　柴胡 10g　郁金 20g　枳实 10g　炒鸡内金 20g　陈皮 15g　连翘 20g　石菖蒲 15g　炒僵蚕 15g　夏枯草 30g　白芍 15g　莲子芯 5g　茯苓 20g　川芎 15g　生地黄 30g　生黄芪 30g　仙鹤草 30g　生桃仁 10g　黄连 9g　丹参 30g　焦山楂 15g　炒酸枣仁 15g　首乌藤 30g

14 副　一日一剂　水煎服

2019 年 8 月 28 日二诊：服药后烦躁、易怒好转。上方加知母 10g，14 副，一日一剂，水煎服。

2019 年 9 月 11 日三诊：服药后鼻面病已愈，五心烦热已好。上方去炒鸡内金，14 副，一日一剂，水煎服。

方药分析 柴疏舒肝散功效：疏肝解郁。主治：肝郁化火证。符合本病证。

柴胡、郁金疏肝解郁，麦冬、五味子滋阴，党参补气，山楂、鸡内金消食化痰，连翘清热散结，夏枯草清肝散结，枳实、陈皮理气健脾，僵蚕息风止痉，化痰散结，莲子芯、黄连清心火宁心神，生地清热凉血，茯苓利水健脾，仙鹤草凉血，桃仁活血，当归、川芎补血活血以养肝。

跟师体会 对于肝郁不舒的病人，景教授常选柴胡舒肝散加减配伍治疗，病人服药后症状很快得以改善。

[**按语**]《诸病源候论·瘿候》曰：瘿者，由忧恚气结所生。肝郁化火，火热伤阴，抑郁恼怒，治疗应疏肝解郁，清肝散结。

[**病例 14**] 患者阎某某，女，39 岁，2018 年 9 月 12 日初诊。

主诉 颈部肿胀不适 2 个月。现病史：颈部肿粗不适，化验结果提示甲亢。善太息，急烦易怒，疲劳乏力，打嗝，乳房胀痛，白带多。

四诊信息 舌暗苔白腻，脉弦。

中医诊断 瘿病，为肝郁脾虚型。

西医诊断 甲状腺功能亢进。

治法 养血健脾，疏肝清热。

方剂 逍遥散加减。

组成

醋柴胡 10g　醋香附 15g　当归 15g　白芍 15g　郁金 20g　党参 30g　夏枯草 30g　醋五味子 g　麦冬 15g　生黄芪 30g　生地黄 30g　山药 30g　合欢花 10g　生麦芽 15g　薄荷 10g　黛蛤散 10g　丹参 30g　生蒲黄 15g　炒神曲 15g　炒内金 15g　旋覆花 15g　生甘草 10g

14 副　一日一剂　水煎服

2018 年 9 月 26 日二诊：服药后颈部肿胀减轻，心烦易怒好转。上方加巴戟天 15g，玫瑰花 10g，14 副，一日一剂，水煎服。

2018 年 10 月 10 日三诊：颈部肿胀已愈，烦躁易怒已好，全身有力气，乳房不胀，上方去旋覆花，14 副，一日一剂，水煎服。

方药分析 逍遥散功效：疏肝理气，解郁，健脾和胃。主治：木强克土。符合本病证。

柴胡、合欢花、香附、郁金疏肝理气解郁，当归、白芍、五味子、麦冬、生地补阴血，党参、黄芪补中健脾，夏枯草、薄荷清肝散结软坚，巴戟天补肾除烦使人愉悦，红花、姜黄、生蒲黄、丹参活血通络，山药补脾肾，炒神曲、内金健脾和胃，旋覆花降逆治打嗝，甘草调和诸药。

跟师体会 景教授治疗甲亢病人是每天出诊的家常便饭，但是根据辨证治疗，虽选用柴胡疏肝散，但配伍不同，故疗效很好。

[**按语**]《诸病源候论·瘿候》曰：瘿者，由忧恚气结所生。肝郁化火，火热伤阴，抑郁恼怒，治疗疏肝解郁，清肝散结。《外科正宗·瘿瘤论》指出瘿瘤由气、痰、瘀壅结而成，治法：行散气血，行痰顺气，活血散坚。

[**病例 15**] 患者王某，女，49 岁，2017 年 3 月 21 日初诊。

主诉 心烦、怕热、易怒 1 年余。现病史：心烦，怕热，汗出，易怒，失眠，急躁，面色潮红，手足心发热；兴奋，心悸，血压稍高，双眼突出，甲状腺肿大且随吞咽明显。

四诊信息 舌质暗红，苔薄，脉弦。

医学检查 甲状腺功能化验示促甲状腺素降低，T3、T4升高，为甲状腺功能亢进证。

中医诊断 瘿病，肝郁化火、肝阴不足型。

西医诊断 甲状腺功能亢进。

治法 疏肝清热，滋阴降火。

方剂 加味逍遥合大补阴丸加减。

功效 疏肝解郁，滋阴降火。

组成

醋柴胡6g 白芍20g 川芎15g 生黄芪30g 熟地黄30g 醋五味子10g 郁金15g 党参30g 枸杞子15g 乌药15g 黄柏15g 盐补骨脂15g 醋鳖甲15g 知母15g 炒川楝子9g 酒肉苁蓉30g 桑椹15g 当归20g 夏枯草15g 生白术30g 茯苓20g 薄荷（后下）10g 醋青皮10g 陈皮10g

14副 一日一剂 水煎服

2017年4月4日二诊：患者通过服药后，心烦好转，疲劳乏力减轻，睡眠好转。继服上方14副，一日一剂，水煎服。

2017年4月19日三诊：服药后五心烦热、汗出见好，心悸仍有，眼突稍能闭上。上方加生地30g，去薄荷，14副，一日一剂，水煎服。

方药分析 熟地滋肾阴，郁金解郁舒肝，乌药理气，党参补中气，五味子、枸杞子、麦冬补阴，桑椹、肉苁蓉补肾，鳖甲潜阳软坚，夏枯草清肝散结，白术、茯苓健脾，当归补血，陈皮理气健脾，青皮破气，生山楂消食活血。

跟师体会　对于甲亢，景教授除辨证应用舒肝气、解郁、滋肾阴、补益中气等治疗外，并且要给病人做思想工作，让他们放下包袱，保持良好的心态，所以病人很快能够有的转变。

[**按语**]《诸病源候论·瘿候》曰：瘿者，由忧恚气结所生。肝郁化火，火热伤阴，抑郁恼怒，治疗舒肝解郁，清肝散结。《外科正宗·瘿瘤论》指出瘿瘤由气、痰、瘀壅结而成，治法：行散气血，行痰顺气，活血散坚。

[**病例 16**] 患者陈某，女，38 岁，2017 年 8 月 2 日初诊。

主诉　甲状腺功能亢进 8 个月。现病史：心慌急躁，兴奋焦虑，心烦，口苦，手足心热，失眠，消瘦，颈部肿大，疲劳乏力。

四诊信息　舌质暗红，苔白厚，脉细数。

医学检查　化验显示 T3、T4 升高，TSH 低，转氨酶升高，B 超示甲状腺弥漫性病变，回声密集细小点状强回声。

中医诊断　瘿病，为肝郁化火，气阴不足，痰浊凝滞。

西医诊断　甲状腺功能亢进。

治法　疏肝解郁、滋阴清热，益气健脾，软坚散结。

方剂　柴胡疏肝散、生脉饮、六味地黄丸三方联合加减。

组成

醋柴胡 10g　醋香附 15g　川芎 15g　夏枯草 30g　熟地 30g　酒山萸肉 15g　炒山药 20g　丹皮 10g　泽泻 15g　僵蚕 15g　桔梗 10g　党参 30g　麦冬 15g　五味子 10g　陈皮 16g　鳖甲 15g　炒白术 30g　旱莲草 15g　女贞子 15g　枳

实 10g

14 副 一日一剂 水煎服

2017 年 8 月 16 日二诊：患者服药后，心烦、急躁减轻，有精神，能够做简单家务。上方改鳖甲 20g，14 副，水煎服，一日一剂。

2017 年 8 月 23 日三诊：患者服药后，心慌平稳，能睡眠 5 小时，焦虑减轻，手足心热好转。上方加赤芍 15g，生黄芪 30g，去旱莲草，14 副，一日一剂，水煎服。

醋柴胡 10g　醋香附 15g　川芎 15g　夏枯草 30g　熟地 30g　酒山萸肉 15g　炒山药 20g　丹皮 10g　泽泻 15g　僵蚕 15g　桔梗 10g　党参 30g　麦冬 15g　五味子 10g　黄芪 30g　陈皮 15g　鳖甲 20g　炒白术 30g　女贞子 15g　枳实 10g　赤芍 15g

14 副 一日一剂 水煎服

四诊：患者兴奋症状平稳，口苦消失，颈部肿消失，心慌基本平稳，手足心不热了。化验 T3、T4 基本正常，TSH 为 0.001，转氨酶正常，B 超示甲状腺仍弥漫性病变，回声偶有细小点状强回声。继服上方加当归 15g，去赤芍，巩固治疗，21 副，一日一剂，水煎服，后访痊愈。

[按语]《诸病源候论》曰：瘿者，由忧恚，肝气郁结所生。《外科正宗》曰：人生瘿瘤……乃五脏瘀血浊气痰滞而成。故治疗用疏肝化痰治疗。李梴《医学入门·瘿瘤篇》曰：原因忧恚所至，故又曰瘿气，今之所谓影囊者是也……总皆气血凝滞结成，惟忧恚耗伤心肺，故瘿多着颈项及肩。

三十、痛经（5 例）

[**病例 1**] 患者李某某，女，22 岁，2018 年 12 月 26 日初诊。

主诉 痛经半年。现病史：痛经，少腹痛，月经后期，本次已经超过 5 天未来，少腹冷；眠可，便通。

四诊信息 舌质淡，苔白厚，脉沉。

中医诊断 痛经，为血虚不养型。

西医诊断 月经紊乱。

治法 温经散寒，祛瘀养血。

方药 温经汤加减。

组成

党参 30g　当归 15g　白芍 15g　川芎 15g　生桃仁 10g　红花 10g　菟丝子 15g　桂枝 15g　醋延胡索 30g　乌药 15g　盐小茴香 10g　川牛膝 10g　生姜 10g　炙甘草 10g

7 副　一日一剂　水煎服

2019 年 1 月 9 日二诊：服药后，月经已来，少腹冷痛好转。上方加巴戟天 20g，5 副，一日一剂，水煎服。

2019 年 1 月 16 日三诊：服药后，月经已结束，少腹也不冷痛。上方加黄芪 30g，熟地 20g，去桃红、川牛膝、延胡索、小茴香、党参、红花，以调补肝肾，巩固疗效。嘱下次经前可来调治。

当归 15g　白芍 15g　川芎 15g　菟丝子 15g　桂枝 15g
乌药 15g　炙甘草 10g　巴戟天 20g　黄芪 30g　熟地 20g

7 副　一日一剂　水煎服

方药分析　温经汤功效：温经补虚，化瘀止痛。主治：血虚寒凝血瘀证。符合本病证。

党参补益元气，生地、当归、白芍、川芎为调补阴血之要药，红花、桃仁活血止痛，生姜、桂枝温经散寒，菟丝子、补骨脂温补肾阳，乌药、小茴香暖宫，元胡止痛，甘草调药。

跟师体会　对痛经有血虚有寒凝而致的，景教授用温经汤加减治疗，病人服药很快见效。

[**按语**]《诸病源候论》曰：月水来腹痛候；妇人月水来腹痛者，由劳伤血气，以致体虚，受风冷之气客于胞络，损冲、任之脉。《妇人大全良方》认为痛经有因于寒者，有气郁者，有血结者。病因不同，治法各异。有气血运行不畅致痛，不通则痛，有因气血虚弱致痛，不荣则痛。

[**病例 2**] 患者岳某某，女，26 岁，2019 年 7 月 31 日初诊。

主诉　每来月经时腹痛约 3 年。现病史：来经腹痛 3 ~ 5 天，少腹凉，怕冷，得温好转，乳房胀痛，腰痛，此次月经还不该来。

四诊信息 舌质暗，苔白，脉细弦。

中医诊断 痛经，为寒凝气滞型。

西医诊断 继发性痛经。

治法 温肾，健脾，疏肝活血，暖宫，调经，止痛。

方剂 益肾调经汤加减。

药物

熟地 30g　当归 15g　桂枝 15g　白芍 15g　干姜 15g　杜仲 15g　细辛 6g　乌药 15g　覆盆子 15g　醋延胡索 30g　菟丝子 15g　盐补骨脂 15g　巴戟天 15g　酒肉苁蓉 30g　续断 15g　炒山药 30g　怀牛膝 10g　生甘草 10g

14 副　一日一剂　水煎服

2019 年 8 月 14 日二诊：服药后腹痛好转，怕冷好转，月经快来。上方加桃仁 10g，益母草 30g，艾叶 10g，7 副，一日一剂，水煎服。来月经也可服。

2019 年 8 月 28 日三诊：服药后，来月经无痛经。上方去艾叶、桃仁、益母草、延胡索、细辛，以巩固补肾暖宫之作用。

熟地 30g　当归 15g　桂枝 15g　白芍 15g　干姜 15g　杜仲 15g　乌药 15g　覆盆子 15g　菟丝子 15g　盐补骨脂 15g　酒肉苁蓉 30g　续断 15g　炒山药 30g　怀牛膝 10g　生甘草 10g　巴戟天 15g

14 副　一日一剂　水煎服

方药分析 益肾调经汤功效：温补肾精，调经。主治：肾虚寒凝证。

熟地补肾滋阴，乌药暖宫理气止痛，桃仁活血止痛，元胡理气止痛，干姜温中散寒止痛，覆盆子、菟丝子补骨脂补肾阳，熟地、肉苁蓉滋肾阴，山药补气血，当归、白芍调补精血，细辛、桂枝温通，艾叶温宫。

跟师体会 景教授对妇科肾虚所致的痛经，应用益肾调经汤，调补肾阳、肾阴，温通止痛，收到很好的疗效。

[**按语**]《诸病源候论》曰：妇人月水来腹痛者，由劳伤气血，致体虚，受风冷之气客于胞络，损冲、任二脉。肾气血虚，肾精不足不能滋养冲任二脉，故不荣则痛。

[**病例3**] 患者黄某某，女，17岁，2018年7月31日初诊。

主诉 痛经半年。现病史：痛经半年，每次来月经，必须在床上休息，吃止痛片。此次又快来月经。大便通，眠可。

四诊信息 舌质暗，苔白，脉弦。

中医诊断 痛经，为气滞血虚血瘀型。

西医诊断 月经不调。

治法 养血活血，调经止痛。

方剂 桃红四物汤加减。

组成

熟地黄30g 当归30g 白芍20g 川芎15g 菟丝子15g 盐补骨脂15g 生桃仁10g 乌药15g 生艾叶9g 阿胶珠15g 烫枳实10g 红花10g 醋五味子10g 麦冬15g 醋延胡索15g 川牛膝10g 党参30g 炙甘草10g 甜叶菊3g

7副 一日一剂 水煎服

2018 年 8 月 8 日二诊：月经刚来第二天，上方加郁金15g、益母草 30g、小茴香 10g，元胡改为 30g，5 副，一日一剂，水煎服，服至月经完。

2018 年 8 月 15 日三诊：服药后月经已过，基本无腹痛。上方去益母草、桃仁、红花、延胡索、川牛膝、小茴香、生艾叶，加覆盆子15g，继服调养。

熟地黄 30g　当归 30g　白芍 20g　川芎 15g　菟丝子15g　盐补骨脂 15g　乌药 15g　阿胶珠 15g　烫枳实 10g醋五味子 10g　麦冬 15g　党参 30g　炙甘草 10g　甜叶菊 3g郁金 15g　覆盆子 15g

14 副　一日一剂　水煎服

方药分析　桃红四物汤功效：养血活血，调经止痛。主治：血虚血瘀证。符合本病证。

熟地、当归、阿胶、白芍补精血养血，桃仁、红花、川芎、益母草活血养血，菟丝子、补骨脂补肾阳、补肾养血调经，小茴香、艾叶温宫止痛，五味子、麦冬补阴养血，延胡索理气止痛，党参补中，乌药理气暖宫，枳实理气，甘草缓急止痛。

跟师体会　景教授应用桃红四物汤加益肾补血汤、理气药配伍治疗肾虚气滞、血虚血瘀型痛经，收到良好的疗效。

[**按语**]《景岳全书·妇人归》曰：经行腹痛，证有虚实，实者因寒滞、血滞、气滞、虚痛者，于既行之后，血去而痛即止，或血去而痛益甚。大都可按揉者为虚，拒按拒揉者为实。应用活血行气，通络而痛止。

[**病例 4**] 患者周某某，女，19 岁，2018 年 8 月 1 日初诊。

主诉 痛经 1 年。现病史：痛经 1 年，乳房发育慢，疲劳乏力，手足心热，大便通，眠可。本次还不该来月经。

四诊信息 舌质暗红，苔少，脉细。

中医诊断 痛经，为肝肾不足，阴虚内热型。

西医诊断 月经不调。

治法 滋补肝肾，滋阴清热，养血止痛。

方剂 益肾调经汤加减。

药物

熟地黄 30g　当归 20g　白芍 20g　酒山茱萸 30g　炒山药 20g　牡丹皮 10g　杜仲 15g　醋延胡索 20g　乌药 15g　酒女贞子 15g　墨旱莲 15g　茯苓 20g　续断 15g　党参 20g　醋五味子 10g　麦冬 15g　烫枳实 10g　生甘草 10g

14 副　一日一剂　水煎服

2018 年 8 月 21 日二诊：服药后，疲劳乏力和手足心热都见好转，月经快来了。上方加黄芪 20g，益母草 30g，怀牛膝 10g，7 副，一日一剂，水煎服。

2018 年 8 月 28 日三诊：服药后，来月经基本没有痛经，有精神，手足心不感觉发热。上方去益母草、怀牛膝、延胡、乌药。

熟地黄 30g　当归 20g　白芍 20g　酒山茱萸 30g　炒山药 20g　牡丹皮 10g　杜仲 15g　酒女贞子 15g　墨旱莲 15g　茯苓 20g　续断 15g　党参 20g　醋五味子 10g　麦冬 15g　烫枳实 10g　生甘草 10g　黄芪 20g

7副　一日一剂　水煎服

方药分析　益肾调经汤功效：滋补肝肾，益精止痛。主治：肝肾不足，精血虚少证。符合本病证。

熟地益肾精，当归、白芍、山茱萸、女贞子滋补肝肾阴血，山药、墨旱莲补肾阳，丹皮凉血活血，延胡索理气止痛，乌药温宫理气，杜仲、续断补肝肾、强筋骨、调血脉，茯苓利水健脾，党参补中益气，五味子、麦冬滋阴血，生甘草调药。

跟师体会　景教授对肝肾精血不足月经失调，喜用益肾调经汤且疗效良好，药到病除。

[**按语**]《妇人大全良方》认为痛经有寒者、气郁者、血结者。《诸病源候论》曰：妇人月水来腹痛者，由劳伤血气，致体虚，受风冷之气客于胞络，损冲、任之脉。《傅青主女科》认为肝郁化火，寒湿，肝肾亏损为病因。

[**病例5**]患者黄某某，女，16岁，2017年6月14日初诊。

主诉　近3个月，月经来时，痛经严重，不能上学，必须吃止痛片等药物。现病史：月经来时少腹疼痛；纳可，睡眠可，大便可。月经快来，已经有感觉。

四诊信息　舌质暗，苔白，脉弦。

中医诊断　痛经，属寒凝血瘀型。

西医诊断　中度痛经。

治法　温经通脉，活血祛瘀。

方剂　少腹逐瘀汤加减桃红四物汤。

组成

熟地黄 30g　　当归 30g　　赤芍 15g　　生黄芪 30g　　茯苓 20g　　桂枝 15g　　干姜 10g　　生艾叶 6g　　乌药 15g　　盐小茴香 15g　　生桃仁 10g　　红花 10g　　生蒲黄 15g　　醋延胡索 30g　　甜叶菊 2g　　炙甘草 10g

7 副　一日一剂　水煎服

2017 年 6 月 21 日二诊：服药后，经期少腹疼痛轻微，月经已过。上方去蒲黄、桃仁、红花、炮姜、元胡、艾叶，加补骨脂、覆盆子各 15g，7 副，一日一剂，水煎服。

熟地黄 30g　　当归 30g　　白芍 15g　　生黄芪 30g　　茯苓 20g　　桂枝 15g　　干姜 10g　　乌药 15g　　盐小茴香 15g　　甜叶菊 2g　　炙甘草 10g　　补骨脂 15g　　覆盆子 15g

7 副　一日一剂　水煎服

2017 年 6 月 28 日三诊：服药后，精神好，少腹无疼痛。嘱以后每月快来月经时，过来吃几副汤药即可，继续服药巩固。

方药分析　少腹逐瘀汤功效：温经止痛，主治：少腹痛。符合本病证。

小茴香、艾叶暖少腹，红花、桃仁活血止痛，延胡索理气止痛，桂枝、干姜温经散寒，熟地黄、当归、白药补肾、补血。

跟师体会　根据每次月经来潮少腹疼痛，舌质暗，脉弦，可辨证为寒凝血瘀阻滞，用少腹逐瘀汤加桃红四物汤，补肾养血，活血止痛。

[**按语**]《妇人大全良方》认为痛经由寒者、气郁者、血

结者。《景岳全书·妇人规》曰：经行腹痛，证有虚实，实者因寒滞，血滞，气滞，或因热滞，虚者因血虚，气虚。然实痛者，多痛于未行之前，经通而痛自减。虚痛者，于既行之后，血去而痛未止，或血去而痛益甚。大都可按可揉者为虚，拒按拒揉者为实。治疗寒者温之，气郁者，达之，血结者通之，虚者补之。

三十一、崩漏（2例）

[**病例1**] 患者赵某某，女，49岁，2017年8月16日初诊。

主诉 月经淋漓1年多。现病史：头晕，疲乏无力，纳差，汗多，每次月经淋漓约20多天。本次又快来月经，故来治疗。

四诊信息 舌质淡白，苔白腻，脉弱。

中医诊断 崩漏，为气血两虚型。

西医诊断 贫血。

治法 补气养血，健脾收敛。

方剂 归脾汤加生脉饮加减。

组成

生黄芪50g 党参50g 醋五味子10g 麦冬15g 当归15g 白芍15g 茯苓20g 生白术30g 乌枣15g 阿胶珠15g 浮小麦30g 百合20g 龙眼肉15g 炒枣仁15g 陈皮10g 炙甘草10g 远志15g 木香6g 生姜10g 山药30g

14 副　一日一剂　水煎服

2017 年 8 月 30 日二诊：服药后，崩漏基本没有发生，精力好转。上方加山萸肉 15g，继续服 14 副，一日一剂，水煎服。

2017 年 9 月 13 日三诊：服药后，头晕、疲劳乏力已基本消，睡眠也好。上方加川芎 10g，去远志，21 副，一日一剂，水煎服，巩固。后访，贫血已好转。

方药分析　归脾汤功效：健脾益气补血，主治：心脾两虚。头晕、乏力、纳差、汗出等症。

生脉饮功效：补气养阴，主治：气血不足、乏力、头晕等症。

黄芪、党参大量补气生血健脾，茯苓、陈皮、白术、炙甘草健脾生血，五味子、麦冬、当归、白芍、乌枣、阿胶补血养血敛阴，浮小麦敛汗，山药健补脾肾，龙眼肉滋补阴血，炒枣仁补肝宁心，木香理气，生姜温中散寒。炙甘草调和诸药。

跟师体会　对贫血病人，景教授用归脾丸调治崩漏，以及由此引起的贫血，收到补气生血、健脾生血的功效。

[按语] 崩漏是月经的周期、经期、经量发生严重失调，阴道突然大出血称"崩"，淋漓不止为"漏"，通常称"崩漏"。《诸病源候论》提出"崩中漏下候"，指出由于劳伤气血或脏腑损伤致冲任二脉虚损，不能制约经血。《妇人大全良方·调经门》称崩漏，曰：崩漏不止，亦由阴阳衰盛，寒热为邪；若经候过多，遂至崩漏。

[病例 2] 患者赵某某，女，48 岁，2018 年 7 月 4 日

初诊。

主诉 月经淋漓 2 个多月。现病史：月经淋漓 2 个月，量不多，色暗，疲劳乏力，纳可，便通。本月月经还不到时间。

四诊信息 舌质淡，苔白，脉弦细弱。

中医诊断 崩漏证，为气血虚弱型。

西医诊断 功能性子宫出血。

治法 补气养血，兼收敛止血。

方剂 愈圣汤合固经丸加减。

组成

当归 20g　白芍 15g　川芎 15g　熟地黄 30g　党参 30g
生黄芪 30g　阿胶 6g　炒薏苡仁 20g　五味子 10g　麦冬 15g
艾叶 9g　刘寄奴 15g　炒黄柏 15g　炙龟板 15g

7 副　一日一剂　水煎服

2018 年 7 月 11 日二诊：服药后疲劳乏力好转，月经快要来了。上方加女贞子 15g，旱莲草 15g，藕节炭 10g，荆芥炭 10g，7 副，一日一剂，水煎服。

2018 年 7 月 18 日三诊：本月月经来，未见淋漓不止，有精神。上方将生黄芪改 50g，去藕节炭、荆芥炭、刘寄奴，以巩固。

当归 20g　白芍 15g　川芎 15g　熟地黄 30g　党参 30g
生黄芪 50g　阿胶 6g　炒薏苡仁 20g　五味子 10g　麦冬 15g
艾叶 9g　女贞子 15g　炒黄柏 15g　炙龟板 15g　旱莲草 15g

14 副　一日一剂　水煎服

方药分析 愈圣汤功效：补气补血摄血。主治：气血虚弱，气不摄血证。符合本病证。

当归、白药、阿胶补血，党参、黄芪补气，川芎活血防血瘀，熟地补肾生血，五味子、麦冬补阴养血，艾叶暖宫。

跟师体会　景教授应用愈圣汤加固经汤加减治疗妇女因气血虚、气不摄血的崩漏证。临床景教授常用此方，病人崩漏因气血虚、气不摄血者疗效独特。

[**按语**]　本案为气血虚致，故补气血。《兰室秘藏》谓崩漏脾肾虚也，认为"肾水阴虚，不能镇守胞络相火，故血走而崩也"。《内经》谓：脉虚血虚是也。当归味厚，为阴之阴，故能养血，而黄芪则味甘补气者也。

三十二、月经前期（4 例）

[**病例 1**] 患者王某某，女，32 岁，2019 年 8 月 28 日初诊。

主诉 近 3 个月，月经提前 1 周。现病史：月经前期，量多，疲劳乏力，面黄，反复口腔溃疡，腰痛。

四诊信息 舌质红，裂纹，苔薄白，脉弦，尺弱。

中医诊断 月经前期，为肝肾不足型。

西医诊断 功能性子宫出血。

治法 滋补肝肾，固冲调经。

方剂 固阴煎加减。

组成

山药 30g　当归 15g　白芍 15g　生白术 20g　茯苓 20g　熟地黄 30g　酒山茱萸 15g　醋五味子 10g　远志 15g　麦冬 15g　仙鹤草 30g　党参 50g　知母 15g　生地炭 10g　生杜仲 15g　续断 15g　黄柏 15g　鹿角霜 15g　菟丝子 15g　炙甘草 10g

14 副　一日一剂　水煎服

2019 年 9 月 11 日二诊：服药后，自觉腰不痛，有力气，口腔溃疡好转，月经要来。上方加覆盆子 20g，14 副，一日一剂，水煎服。

2019 年 9 月 25 日三诊：服药后，腰痛好，月经提前 3 天，全身有力气，口腔溃疡痊愈。上方加山萸肉 20g，继续服 14 副，一日一剂，水煎服。后访痊愈。

方药分析 固阴煎功效：滋补肾精，固冲调经。主治：肾虚月经不调证。符合本病证。

熟地、山萸肉滋补肾阴，五味子、麦冬滋阴养血，当归、白芍补阴血，白术、茯苓健脾，党参补气，巴戟天、菟丝子、鹿角霜补肾阳，香附、郁金疏肝，甘草调经。

跟师体会 本患者为肝肾阴虚兼脾虚，景教授应用固阴煎配伍治疗，以补肾养肝健脾调经，收到很好疗效。

[**按语**] 月经前期指月经周期提前 7 天以上。《妇人大全良方·调经门》谓：过于阳则前期而来。《普济本事方·妇人诸疾》曰：阳气乘阴则血流散溢……故令乍多在月前。月经前多属热。本例为肝肾不足，冲任不固。

[**病例 2**] 患者李某某，女，43 岁，2018 年 10 月 10 日初诊。

主诉 月经每月提前 10 多天来。现病史：月经提前 10 多天，腰痛，疲劳乏力，纳可，便稀，不成形。今天月经刚来。

四诊信息 舌淡红，舌体胖大，苔薄白腻，脉缓滑无力。

中医诊断 月经前期，为气血虚型。

西医诊断 月经不调。

治法 补气养血健脾补肾。

方剂 当归补血汤合生脉饮、四物汤加减。

组成

生黄芪 30g　当归 20g　白芍 15g　川芎 15g　党参 40g　醋五味子 10g　麦冬 15g　熟地黄 30g　刘寄奴 15g　藕节炭 10g　酒黄精 20g　菟丝子 15g　炒山药 30g　锁阳 15g　煨肉豆蔻 15g　炒白扁豆 20g　陈皮 10g　荆芥炭 10g　知母 15g　丹皮 10g　炙甘草 10g

7 副　一日一剂　水煎服

2018 年 10 月 17 日二诊：服药后，月经基本完，精神好，腰痛轻。上方加山萸肉 20g、覆盆子 20g，去刘寄奴、藕节炭、荆芥炭、丹皮。

生黄芪 30g　当归 20g　白芍 15g　川芎 15g　党参 40g　醋五味子 10g　麦冬 15g　熟地黄 30g　酒黄精 20g　菟丝子 15g　炒山药 30g　锁阳 15g　煨肉豆蔻 15g　炒白扁豆 20g　陈皮 10g　山萸肉 20g　覆盆子 20g　炙甘草 10g

7 副　一日一剂　水煎服

2018 年 10 月 24 日三诊：服药后，月经淋漓已好，腰痛、乏力已愈，能干家务。上方去锁阳、肉豆蔻，7 副，一日一剂，水煎服。嘱病人以后每月快来月经前半个月时，即来服药调理至月经来。

方药分析 当归补血汤功效：补血补气。主治：气血不足证。符合本病证。

黄芪补气，当归、白芍、五味子、麦冬、黄精补血滋阴，锁阳、熟地、菟丝子补肾，山药补气健脾，肉豆蔻、白扁豆、陈皮、甘草健脾补中。

跟师体会 本病人为月经前期，因气血不足，兼有虚弱，致月经提前且淋漓，景教授用补气养血健脾补肾法佐以清降虚火治疗，病人很快痊愈。

[**按语**]《景岳全书·妇人规》对本病病因辨证论治，阐述了谓气虚不摄也导致月经先期，曰：若脉证无火而经早不及期者，乃其心脾气虚，不能固摄而然。

[**病例 3**] 患者祝某某，女，46 岁，2018 年 8 月 29 日初诊。

主诉 月经前期约 2 个多月。现病史：月经前期，手足心热，少腹冷，心烦急躁，易怒，小腿肚抽筋，睡眠易醒。

四诊信息 舌质暗红，苔薄白，脉沉弦。

中医诊断 月经前期，为肝肾阴虚证。

西医诊断 更年期综合征。

治法 滋补肝肾调经。

方剂 六味地黄丸加减。

组成

熟地黄 30g　酒山萸萸 15g　炒山药 20g　牡丹皮 10g　泽泻 15g　茯苓 20g　党参 30g　醋五味子 10g　麦冬 15g　生黄芪 20g　木瓜 20g　生龙骨（先煎）30g　生牡蛎（先煎）30g　黛蛤散 10g　无柄赤芝 10g　鸡血藤 30g　炒枳壳 10g　白芍 30g　炒枣仁 15g　炙甘草 15g

21 副　一日一剂　水煎服

2018 年 9 月 19 日二诊：服药后，五心烦热好转，心烦急躁平稳，月经按照提前计算快要来了。上方熟地改 50g，加当归 15g，21 副，一日一剂，水煎服。

2018 年 10 月 10 日三诊：服药后，月经没有提前，五心烦热好转，心烦急躁易也见好，睡眠好，腿肚未抽筋。上方加独活 15g，去黛蛤散，14 副，一日一剂，水煎服。

熟地黄 50g　酒山茱萸 15g　炒山药 20g　牡丹皮 10g　泽泻 15g　茯苓 20g　党参 30g　醋五味子 10g　麦冬 15g　生黄芪 20g　木瓜 20g　独活 15g　生龙骨（先煎）30g　生牡蛎（先煎）30g　无柄赤芝 10g　鸡血藤 30g　炒枳壳 10g　白芍 30g　炒枣仁 15g　当归 15g　炙甘草 15g

14 副　一日一剂　水煎服

后访，月经已基本恢复，原日期未提前，嘱继续服用以巩固。

方药分析　六味地黄丸功效：滋补肝肾，滋阴降火。主治：肝肾阴虚证。符合本病证。

熟地、山茱萸补肝肾益精血，山药健脾益肾，丹皮凉血活血，泽泻利水健脾，茯苓利水健脾，党参、五味子、麦冬、生脉饮补益气血，芍药滋补阴血，黄芪补气，龙骨牡蛎平肝收敛，镇静安神，鸡血藤活血通络，甘草调和诸药。

跟师体会　景教授治月经病，决不拘泥用什么方，而是根据辨证此病人属于肝肾阴虚型，故使用六味地黄丸加减治疗，病人很快好转。

[按语]《普济本事方·妇人诸疾》提出：阳气乘阴则血流散溢……故令多而在月前。《傅青主女科·调经》提出根据经血量多少辨血热证之虚实。曰：先期而来少者，火热而水不

足也。素体阴虚，或失血伤阴，或久病阴亏，或多产房劳伤精血致阴液亏损。

[**病例 4**] 患者张某某，女，36 岁，2018 年 4 月 11 日初诊。

主诉 月经前期、量不多，但淋漓 10 余天，3 个月余。

现病史：月经前期，淋漓，疲劳乏力，面色㿠白，头晕，手足怕凉。本次月经还不到时间。

四诊信息 舌质暗，苔白，脉弦缓无力。

医学检查 化验示血红蛋白 90g/L。

中医诊断 月经前期，为气血两虚型。

西医诊断 月经不调、贫血。

治法 补气养血，温肾调经。

方剂 八珍益母丸加味化裁。

组成

党参 30g　醋五味子 10g　麦冬 15g　当归 15g　白芍 15g　酒山茱萸 15g　生黄芪 30g　干姜 6g　酒黄精 20g　熟地 30g　茯苓 20g　菟丝子 15g　炒山药 20g　锁阳 15g　川芎 15g　烫枳实 10g　生白术 20g　炙甘草 10g

7 副　一日一剂　水煎服

2018 年 4 月 18 日二诊：服药后精神好转，有力气，月经快来了。上方生黄芪改 40g，加阿胶（烊化）6g，藕节炭 15g，去炒山药，7 副，一日一剂，水煎服。

党参 30g　醋五味子 10g　麦冬 15g　当归 15g　白芍 15g　酒山茱萸 15g　生黄芪 40g　干姜 6g　酒黄精 20g　熟

地 30g　茯苓 20g　菟丝子 15g　锁阳 15g　川芎 15g　烫枳
实 10g　藕节炭 15g　生白术 20g　炙甘草 10g　阿胶（烊
化）10g

7 副　一日一剂　水煎服

2018 年 4 月 25 日三诊：服药后，月经没见淋漓，基本结
束，面色红润。上方继服 7 副以巩固，一日一剂，水煎服。

方药分析　八珍益母丸功效：补气养血。主治：气血虚
证。符合本病证。

黄芪、党参补气，白芍、五味子、麦冬补阴，当归补血，
山茱萸补肾，干姜温中，黄精、枸杞子补阴血，白术、茯苓健
脾生血，菟丝子、山药、锁阳补肾阳、益肾阴、补气血，藕节
炭收敛止血，炙甘草温中调中。

跟师体会　景教授用补益气血的八珍益母丸，配合补肾阳
补肾阴药，调治月经病，起到补血气和调经的效果。

[**按语**] 本案为气血不足，气血虚摄纳功能差，导致月经
前期淋漓，应用补气养血的八珍益母丸配合补肾，不仅调经，
贫血也得到改善。脾为后天之本，气血生化之源，通过调理气
血则一举双得。

三十三、月经量少（4 例）

[**病例 1**] 患者耿某某，女，47 岁，2019 年 4 月 30 日初诊。

主诉 月经量少 1 年余。现病史：月经量少，乳腺增生，甲状腺结节；眠差易醒，急躁易怒，手足心热，足跟痛，头晕耳鸣，常口腔溃疡。

四诊信息 舌质暗，苔白，脉沉细弦。

中医诊断 月经过少，为肝肾阴虚型。

西医诊断 月经不调。

治法 滋补肝肾，养血调经。

方剂 麦味地黄丸加柴胡疏肝散加减。

组成

麦冬 15g　熟地黄 30g　酒山茱萸 15g　炒山药 15g　牡丹皮 10g　泽泻 15g　茯苓 20g　醋柴胡 10g　醋香附 15g　郁金 20g　当归 15g　党参 30g　醋五味子 10g　生黄芪 20g　紫河车块 5g　桑寄生 30g　黛蛤散 10g　生地黄 20g　益母草 30g　皂角刺 15g　炒王不留行 15g　陈皮 15g　川牛

膝 10g

14 副　一日一剂　水煎服

2019 年 5 月 14 日二诊：服药后急躁易怒减轻，五心烦热好转。上方加女贞子 20g，14 副，一日一剂，水煎服。

2019 年 5 月 28 日三诊：服药后月经来潮，经量稍见多。上方去益母草，加旱莲草 15g，14 副，一日一剂，水煎服，继续巩固。

方药分析　麦味地黄丸功效：滋补肾阴。主治：肝肾阴虚证。符合本病证。

麦冬、五味子滋阴血，熟地、山萸肉补肾养血，柴胡、香附、郁金舒肝解郁，紫河车补益气血、血肉之品，山药补气血，丹皮清热凉血，寄生补肾，黛蛤散清肝热，皂角刺、王不留行理气活血，散乳腺增生与甲状腺结节。

跟师体会　景教授认为此病人月经量少为肾精不足，治滋补肾精，选用麦味地黄丸合柴胡疏肝散共同治疗，因为病人属于更年期综合征，肾精亏虚，同时肝郁气滞，所以两方配合，临床收到很好疗效。

[按语]《证治准绳·妇科·调经门》曰：经水涩少，为虚为涩，虚则补之涩则濡之。《万氏妇人科·调经》提出：瘦人经水来少者，责其血虚少也，四物加人参汤主之。滋补肝肾，补气生血，肝肾盛，冲任充月经以时而下。

[病例 2]　患者王某，女，31 岁，2018 年 10 月 31 日初诊。

主诉　月经量少半年余。现病史：月经量少，色深暗，痛经，怕冷，少腹与腰部凉，面黄，眼睑肿。

四诊信息　舌质淡暗，苔白齿痕，脉沉缓弱。

中医诊断　月经量少，为气血不足，脾肾阳虚型。

西医诊断　月经不调。

治法　温补脾肾，益气养血。

方剂　益肾调经汤加减。

组成

熟地黄30g　当归20g　白芍15g　川芎15g　杜仲15g　紫河车块6g　党参30g　茯苓20g　生白术20g　醋五味子10g　麦冬15g　续断15g　巴戟天15g　炒决明子20g　乌药15g　桂枝15g　盐小茴香10g　生艾叶6g　醋延胡索30g　炙甘草10g

14副　一日一剂　水煎服

2018年11月14日二诊：服药后，少腹部凉好转，眼睑肿见消，月经将至。上方加覆盆子20g，益母草30g，14副，水煎服，一日一剂。

2018年11月28日三诊：服药后，本次月经量多些，怕冷等症状好转。上方去益母草、延胡、生艾叶，继服14副以巩固，水煎服，一日一剂。

熟地黄30g　当归20g　白芍15g　川芎15g　杜仲15g　紫河车块6g　党参30g　茯苓20g　生白术20g　醋五味子10g　麦冬15g　续断15g　巴戟天15g　炒决明子20g　乌药15g　桂枝15g　盐小茴香10g　炙甘草10g　覆盆子15g

14副　一日一剂　水煎服

后随访，月经基本正常。

方药分析 益肾调经汤功效：补肾健脾，调养气血。主治：脾肾气血不足证。符合本病证。

熟地补肾精血，五味子、麦冬、当归、白芍补阴血，川芎行气活血，菟丝子、紫河车温补肾阳养血，党参补中气，茯苓利水健脾补气，白术健脾生血，补骨脂补肾，乌药理气温宫，益母草活血通脉，桂枝温通血脉，艾叶、小茴香暖宫，元胡止痛。

跟师体会 景教授辨证应用益肾调经汤加减治疗气血不足、脾肾阳虚以致月经量少、痛经，收到良好疗效。

[按语]《脉经·平妊娠胎动血分水分吐下腹痛证》曰：亡其津液。《素问病机气宜保命集·妇人胎产论》以四物四两加熟地黄、当归各一两治疗妇人经水少血色和者。《证治准绳·女科》：经水涩少，为虚为涩。虚则补之，涩则濡之。

[病例 3] 患者高某某，女，38 岁，2018 年 6 月 27 岁初诊。

主诉 月经量少 1 年。现病史：患者由于工作劳累，月经量特少，常爱发脾气，烦躁，眼干，急躁易怒，纳可，失眠，难入睡，爱叹息。

四诊信息 舌质暗，苔白厚，齿痕，脉弦滑。

中医诊断 月经量少，为肝郁脾虚型。

西医诊断 月经不调。

治法 疏肝解郁，健脾调经。

方剂 柴胡疏肝散合当归补血汤、四物汤加减。

组成

醋柴胡 10g　　醋香附 15g　　生黄芪 30g　　郁金 20g　　当归

15g　川芎 15g　白芍 20g　酒山茱萸 15g　炒神曲 20g　熟地黄 30g　烫枳实 10g　炒鸡内金 20g　炒山楂 15g　炒栀子 10g　阿胶珠 15g　生龙骨（先煎）30g　生牡蛎（先煎）30g　莲子芯 6g　黄连 6g　黛蛤散 10g　陈皮 10g　枸杞子 15g

14 副　一日一剂　水煎服

2018 年 7 月 11 日二诊：服药后烦躁易怒，失眠减轻，快来月经了，失眠也见好。上方加益母草 30g，7 副，一日一剂，水煎服。

2019 年 7 月 18 日三诊：服药后月经量增多，心烦急躁，发脾气也见好。为巩固疗效，上方去益母草、黄连，继服 14 副，一日一剂，水煎服。

方药分析　柴胡疏肝散功效：疏肝解郁，健脾养血。主治：肝郁不舒证。符合本病证。

柴胡、香附、郁金舒肝解郁，当归、白芍柔肝补血，山茱萸补肝肾阴，肉苁蓉、熟地补肾，阿胶珠补血，龙骨牡蛎平肝，黄连清心火，川芎活血，陈皮健脾理气，鸡内金、神曲健脾消食，枳实行气。

跟师体会　景教授对肝郁不疏病人多用柴胡疏肝散，因为女性工作紧张，爱生气，急躁，肝郁则克土，故而又影响脾胃消化。在治疗上疏肝健脾平肝，肝疏脾健，气血旺盛，病人才能收到很好的疗效。

[**按语**] 肝郁不舒，肝郁气滞，气滞血瘀，血瘀于胞宫，冲任阻滞，舌暗血少，血少不养胞宫，冲任不足而少，治疗当疏肝理气，活血养血，补益肝肾，健脾和胃才能使胞宫冲任调

和，气生血，血养胞宫，冲任充盛月经以时下。

[病例4] 患者杨某某，女，43岁，2017年11月29日初诊。

主诉 月经量少3个月。现病史：月经量比平时量少，甚至出现点滴，疲乏无力，纳食可，便通。

四诊信息 舌质淡暗，苔白，脉细弦。

中医诊断 月经量少，气血两虚型。

西医诊断 月经不调。

治法 健脾益气，滋阴补血，调和月经。

方剂 四君子汤合滋血汤加减。

组成

党参30g 茯苓20g 生白术20g 当归15g 五味子10g 麦冬15g 熟地30g 山萸肉15g 菟丝子15g 女贞子15g 鹿角霜15g 阿胶珠15g 香附10g 桑寄生20g 郁金15g 生甘草6g

14副 一日一剂 水煎服

2017年12月13日二诊：服药后，自觉全身有力气，精神也好，月经快来了。上方加桃仁10g，红花10g，继服7副。

党参30g 茯苓20g 生白术20g 当归15g 五味子10g 麦冬15g 桑寄生20g 菟丝子15g 女贞子15g 鹿角霜15g 阿胶珠15g 香附10g 桃仁10g 红花10g 郁金15g 山萸肉15g 熟地15g 生甘草6g

7副 一日一剂 水煎服

2017年12月20日三诊：服药后，全身有力气，这次来的量较前多些。上方去桃仁，加陈皮 10g，14 副，一日一剂，水煎服。后访，月经量正常了。

方药分析 滋血汤功效：养血益气，四君汤益气健脾。主治：月经量少、头晕、心慌等。符合本病证。

党参、茯苓、生白术健脾益气生血，当归、五味子、麦冬、女贞子、阿胶珠滋阴补血，香附，郁金疏肝解郁，山萸肉、熟地、菟丝子补肾、益精，生甘草调和药物。

跟师体会 景教授根据患者月经量少、色的深浅和症状，辨证为气血两虚，应用滋血汤合四君汤益气生血，治疗月经量少、少气懒言、心慌、头晕等，使患者气血双补，达到治疗目的。

[按语] 月经周期正常，月经量明显减少，或行经时间不足 2 天，甚或点滴，称为"月经过少"。《证治准绳·妇科·调经门》曰：经水涩少，为虚为涩，虚则补之，涩则濡之。肥人经水来少者，则其痰碍经隧也，用二陈加芎归汤主之。血少为生化之源不足，临床上多以补兼随证治病。月经过少，应从色、质及有无腹痛以辨虚实。一般以色淡、质清、腹无胀痛者为虚。虚则补之，补当以健脾、养血。

三十四、月经后期（6 例）

[病例 1] 患者某某，女，22 岁，2017 年 4 月 26 日初诊。

主诉 来月经推后 1 周，半年有余。现病史：月经推后 1 周约半年有余，怕冷，精神萎靡。

四诊信息 舌质暗，苔白，脉细弦。

医学检查 化验示促甲状腺素 7.37，三项抗体均比正常高，诊断为甲状腺功能减退。

中医诊断 月经后期，为肾阳衰弱型。

西医诊断 甲状腺功能减退。

治法 温补脾肾。

方剂 右归丸合四君子丸加减。

组成

党参 15g　茯苓 20g　熟地黄 30g　炒白术 15g　菟丝子 15g　制附子 15g　紫河车块 3g　当归 20g　山萸肉 15g　山药 20g　川芎 15g　白芍 15g　杜仲 15g　盐补骨脂 15g　桂枝 10g　酒女贞子 15g　鹿角霜 15g　生甘草 5g

14 副　一日一剂　水煎服

2017 年 5 月 10 日二诊：服药后有力气，感觉全身温暖，月经快来了。上方加巴戟天 15g，7 副，一日一剂，水煎服。

2017 年 5 月 17 日三诊：服药后月经已来，月经量少，月经颜色淡。为巩固其疗效，效不更方，继服 14 副。

方药分析　右归丸功效：温补肾阳，填精益髓。主治：脾肾阳不足，命门火衰证。

四君子功效：益气健脾。主治：脾胃气虚证，气短乏力。

党参补中益气，麦冬、滋阴润燥，熟地、山萸肉补肾精，菟丝子、巴戟天、补骨脂补肾阳，紫河车块补肾滋肾，当归、白芍补阴血，女贞子、旱莲草二至丸补肾，桂枝温通，白术健脾生血，附子、桂枝、杜仲、鹿角霜补益肾阳肾精，山药健脾补肾、温脾肾。

跟师体会　景教授治疗甲状腺功能减退的病人很多，疗效均很满意。本病人，景教授用四君子汤、右归丸温补肾阳、脾气，患者反馈疗效很好，见效很快。

[**按语**]《金匮要略·妇人杂病脉证并治》温经汤条下谓"至期不来"。《医方考·妇人门》论述，为郁、为寒、为气、为痰。抑郁伤肝，肝郁不畅，胞宫血海不能按时满溢。肾精亏少，血虚冲任亏虚，血海不能按时溢，故月经后期治当，补脾肾生血。

[**病例 2**] 患者郑某某，女，26 岁，2018 年 9 月 19 日初诊。

主诉　月经后期 40 天。现病史：月经后期，腹痛，量少；疲劳乏力，脱发。

四诊信息 舌质淡，苔白，脉缓滑无力。

中医诊断 月经后期，为脾肾虚型。

西医诊断 月经不调。

治法 温补脾肾，补血调经。

方剂 益肾调经汤加减。

组成

党参30g 醋五味子10g 茯苓20g 麦冬15g 艾叶10g 当归20g 白芍20g 桂枝10g 细辛3g 酒山茱萸15g 乌药15g 巴戟天15g 杜仲15g 陈皮10g 菟丝子15g 盐补骨脂15g 益母草20g 炙甘草10g

7副 一日一剂 水煎服

2018年9月26日二诊：服药后疲劳减轻，月经将至。上方加覆盆子15g，淫羊藿10g，7副，一日一剂，水煎服。

2018年10月9日三诊：服药后月经来潮，无腹痛，量稍多一点。上方加生黄芪30g，去艾叶，继服7副，一日一剂，水煎服。

方药分析 益肾调经汤功效：滋肾养血。主治：肾虚经少证。符合本病证。

党参补气健脾，麦冬、五味子、白芍、当归补阴血，茯苓利水健脾，桂枝、细辛温通，山茱萸补肾阴，陈皮健脾，益母草补气活血，覆盆子、淫羊藿、巴戟天补肾阳，乌药温通理气，生黄芪益气补血调经，甘草调药。

跟师体会 景教授临床上治疗妇人月经不调多见，用益肾调经汤结合临床分析辨证应用。本病人脾肾不足，精血生化乏源，故应用本方加减治疗，收到良好疗效。

[**按语**] 薛己、张景岳等提出脾经血虚，肝经血少，肾精亏虚，脾肾虚损，水亏血少，等致月经后期，提出补脾养血、滋水涵木、滋补气血、温通经脉、疏肝理气、补肾等法治疗。肾为先天之本，损伤肾气，肾精亏血少，冲任亏虚，不能按时满溢，肝郁不畅，寒凝血海不能如期充盈，致月经后期。现在年轻人多喜寒凉饮料，过早穿上短裙、露脐衣服，爱吹空调等，这些都会造成寒凝，影响月经。

[**病例 3**] 患者崔某某，女，21 岁，2018 年 5 月 9 日初诊。

主诉 月经后期 3 个月。现病史：月经后期 3 个月，痛经；烦躁，口干，便通。

四诊信息 舌暗红，苔白，脉细弦。

中医诊断 月经后期，为肝肾阴血不足型。

西医诊断 月经不调。

治法 滋补肝肾，养血活血，调经。

方剂 当归地黄饮加减。

组成

熟地黄 30g　当归 15g　山茱萸 15g　白芍 15g　川芎 15g　乌药 15g　生艾叶 6g　乌枣 15g　山药 30g　干姜 6g　杜仲 15g　怀牛膝 10g　肉苁蓉 30g　柏子仁 15g　炙甘草 10g

14 副　一日一剂　水煎服

2018 年 5 月 30 日二诊：服药后口干、便秘、烦躁好转，月经快来了。上方加补骨脂 12g，桃仁 10g，红花 10g，元胡

20g，7副，一日一剂，水煎服。

2018年6月6日三诊：服药后，月经如期而至，感身体轻松，未痛经，大便通。上方改山萸肉20g，去桃仁、元胡、柏子仁。

熟地黄30g　当归15g　山茱萸20g　白芍15g　川芎15g　乌药15g　生艾叶6g　乌枣15g　山药30g　干姜6g　杜仲15g　怀牛膝10g　肉苁蓉30g　补骨脂12g　红花10g　炙甘草10g

7副　一日一剂　水煎服

后访，月经按时来潮。

方药分析　当归地黄饮功效：补肾虚。主治：肾虚精血亏少，月经后期。符合本病证。

当归、熟地、山萸肉补肾养血，白芍柔肝补肝，川芎、红花、活血调经，乌药、艾叶暖宫，干姜温胃暖宫，乌枣补血，元胡理气止痛，山药健脾补肾，杜仲、怀牛膝补肾，肉苁蓉补肾通便，柏子仁养心通便，甘草调和药物。

跟师体会　景教授对月经后期因肝肾虚应用当归地黄饮加减治疗，本患者21岁发育较晚，肾虚，月经后期且有血虚与血瘀，故配合补血活血暖宫药，收到良好的疗效。

[**按语**]《薛氏医案·女科摄要·经候不调》曰：其过期而至者有因脾经血虚，有因肝经血少，有因气虚血弱。主治之法……脾经血虚者，人参养荣汤，肝经血少者，六味地黄丸。气虚血弱药，八珍汤。《景岳全书·妇人规·经脉类》曰：后期而至者，本属血虚，然亦有血热而燥瘀者，不得不为清补，有血逆而滞者，不得不为疏利。肝肾虚精亏血少，冲任亏虚，

血海不能按时满溢，致月经后期而至。

[**病例 4**] 患者陈某某，女，32 岁，2018 年 7 月 11 日初诊。

主诉 月经 40 天来一次。现病史：月经后期，经期腹痛，急躁，两胁、乳房胀痛，心烦，胃胀痛，便秘，眠差，易醒，疲劳乏力。

四诊信息 舌质暗，苔白厚，脉弦。

中医诊断 月经后期，为肝郁血虚型。

西医诊断 月经不调。

治法 疏肝理气，补血调经。

方剂 乌药汤加大补元煎加减。

组成

党参 30g　茯苓 20g　生白术 20g　当归 20g　醋柴胡 10g　醋香附 15g　山药 20g　白芍 15g　酒山茱萸 15g　炒麦芽 30g　炒莱菔子 30g　川芎 15g　杜仲 15g　莲子芯 3g　枸杞子 15g　生龙骨 30g　生牡蛎 30g　无柄赤芝 10g　桑椹 30g　熟地 30g　炙甘草 10g

7 副　一日一剂　水煎服

2018 年 7 月 18 日二诊：服药后急躁易怒平稳，心烦好减轻，应该来月经。上方加乌药 10g，艾叶 6g，红花 10g，7 副，一日一剂，水煎服。

2018 年 7 月 25 日三诊：服药后偏头痛，月经如期而至，腹痛很轻，纳食可，胃脘胀见好。上方去红花、艾叶。14 副，一日一剂，水煎服。

方药分析　乌药汤功效：理气调经。大补元煎补血调经。主治：月经后期，肝郁不舒血虚证。符合本病证。

乌药理气暖宫，香附舒肝解郁，当归、白芍补血，补阴，柴胡舒肝，山药、党参、白术、茯苓补中气，健脾生血，山萸肉、桑椹补肾生血，麦芽消食理气，龙骨、牡蛎平肝阳，红花活血调经，熟地、杜仲、枸杞子补肾生血，甘草调和诸药。

跟师体会　对于月经后期病人，景教授用乌药汤加熟地、大补元煎治疗，疏肝理气，补血调经，药简单常用，但临床疗效满意，病人服药后肝郁得疏，血气虚好转，月经渐正常。

[按语]《薛氏医案·女科撮要·经候不调》：过期而至者有因脾经血虚，有因肝经血少，有因气虚血弱。治当舒肝解郁，理气，补气，养血，补肾健脾。

[病例5]　患者齐某某，女，24岁，2018年12月26日初诊。

主诉　月经2~3个月一次，痛经。现病史：月经2~3个月一次，有时半年一次，痛经，手足冷，疲劳乏力，双下肢水肿；纳可，眠可，便秘。

四诊信息　舌质暗，舌体胖大，裂纹，苔薄，脉沉弱。

中医诊断　月经后期，为脾肾阳虚型。

西医诊断　月经不调。

治法　扶阳祛寒调经。

方剂　艾附暖宫丸加减。

组成

艾叶10g　香附15g　生白术20g　醋五味子10g　麦冬

15g　生地黄 30g　当归 20g　白芍 15g　川芎 15g　肉桂 3g
桂枝 15g　吴茱萸 4g　续断 15g　炙甘草 10g

14 副　一日一剂　水煎服

2019 年 1 月 8 日二诊：服药后，手足冷好些，水肿减轻，有力气。上方加巴戟天 20g，菟丝子 20g，14 副，一日一剂，水煎服。

2019 年 1 月 22 日三诊：服药后，上述各症均减轻，水肿已消。上方加鹿角霜 20g，益母草 30g，准备让月经来，14 副，一日一剂，水煎服。

随访 2 个月后月经来，嘱继服药调性。后访，月经按时来潮，痊愈。

方药分析　艾附暖宫丸功效：温经、散寒、止痛、暖宫。主治：宫寒导致的月经不调。符合本病证。

生地补肾调经，当归、白芍补阴血，麦冬、五味子补阴，党参、白术、茯苓健脾补中气生化万物，益母草活血通络，元胡止痛，炙甘草调和诸药，肉桂、桂枝温通散寒，调经，吴茱萸温经止痛。

跟师体会　景教授对月经不调辨证应用艾附暖宫丸加减治疗，收到良好疗效，病人用后，月经按月规律来潮。

[**按语**]《丹溪心法·妇人》提出血虚、血热、痰多均可致月经后期的发生。《金匮要略·妇人杂病脉证并治》温经汤条下谓"至期不来"。《妇人大全良方·调经方》引王子亨所言"过于阴则后时而至"，认为月经后期为阴盛虚寒所致。本例为血虚血瘀血寒而致，故辨证用艾附暖宫丸治疗。

[病例6] 患者殷某某，女，42岁，2019年6月26日初诊。

主诉 月经后期1年余。现病史：月经后期，下半身常感怕冷；体胖，疲劳乏力，夜尿多，腰痛，脚软。

四诊信息 舌质暗，苔白，脉细弦。

中医诊断 月经后期，为脾肾阳虚型。

西医诊断 甲减，月经不调。

治法 补肾助阳，暖宫调经。

药方 肾气丸加减。

组成

熟地30g　山药30g　山茱萸15g　丹皮10g　泽泻15g　茯苓20g　桂枝15g　制附子（先煎）15g　怀牛膝15g　车前子（包煎）20g　木瓜20g　炒白术20g　炒枣仁15g　菟丝子15g　枸杞子15g

14副　一日一剂　水煎服

2019年7月10日二诊：疲劳乏力好转。上方加紫河车10g，14副，一日一剂，水煎服。

方药分析 肾气丸功效：温补肾阳。主治：肾阳不足，气血亏虚。符合本病证。

熟地补血滋阴，茯苓利水健脾，白术利水健脾，山药健脾补肾，山萸肉补益脾肾，桂枝、附子温通经脉，助阳化气，丹皮、泽泻清热凉血，利水渗湿，枣仁安神。

跟师体会 景教授治疗月经后期病人，根据临床表现进行辨证，该本病人月经后期为脾肾阳虚，治选肾气丸温补肾阳，使人之先后天补以补充，而气血充盈，月经通畅。

[**按语**] 久病阳虚，脏腑失于温养，生化失常，气虚血少，胞宫冲任，失于温补，血海亏虚，寒凝不能如期满溢，月经后期。《景岳全书·妇人规·经脉类》谓：亦惟阳气不足，则寒从内生而生化失期者是也。脾失功能生化无权月经后期。故健脾益气，补气生血。

三十五、带下病（3 例）

[病例 1] 患者付某某，女，36 岁，2018 年 5 月 29 日初诊。

主诉 阴道炎半年。现病史：患者阴道瘙痒，带下如豆腐渣样有味；痰多，疲乏无力，常困，胃脘胀满，嗳气。

四诊信息 舌质淡暗，苔白厚，齿印，脉滑少弦。

中医诊断 带下病，为下焦湿热证型。

西医诊断 阴道炎。

治法 健脾疏肝，清利下焦湿热。

方剂 四妙丸合完带汤加减。

组成

党参 30g　茯苓 20g　生白术 30g　炒薏苡仁 30g　黄柏 15g　川牛膝 10g　败酱草 30g　白茅根 30g　车前子 20g　陈皮 10g　炒苍术 30g　炒紫苏子 15g　炒紫苏梗 15g　荆芥穗 10g　炒神曲 20g　炒鸡内金 20g　炒山楂 15g　当归 15g　生甘草 10g

14 副　一日一剂　水煎服

2018 年 6 月 12 日二诊：服药后白带量少了，瘙痒减轻。上方加苦参 15g，14 副，一日一剂，水煎服。

2018 年 6 月 26 日三诊：服药后白带基本消失，阴道炎已愈。上方去苦参、白茅根、黄柏，巩固疗效。14 副，一日一剂，水煎服。

方药分析 四妙丸功效：清热燥湿。主治：下焦湿热证，符合本病证。

完带汤功效：健脾疏肝，化湿止带。

党参补气健脾祛湿，黄柏清下焦湿热，川牛膝活血引药下行，茯苓、白术、苍术健脾利湿，炒薏苡仁祛下焦湿邪，败酱草清热解毒，白茅根清热凉血，陈皮健脾理气，苏子、苏梗降气化痰，神曲、山楂、鸡内金消食健脾祛湿，甘草调和诸药。

跟师体会 对于妇科炎症，西医消炎一般只治标，只有用中药，既治标又治本。景教授对妇科炎症辨证是下焦湿热，故选用四妙丸配完带汤治疗收到奇特疗效，病人很快痊愈。

[**按语**]《傅青主女科·黄带下》曰：妇人有带下而色黄者，宛如黄茶浓汁，其气腥秽，所谓白带是也，夫黄带乃任脉之湿热也。《妇科玉尺·带下》曰：赤者属血属热，热入小肠而成，若实热郁结，则为赤白兼下。白者属气属寒，寒入大肠而成，因血少复亡其阳，故白滑之物下流，亦有湿痰流注下焦，或肝肾阴淫，或缘惊恐而木乘土位，浊液下流，或色欲太甚，肾精亏损之故，或产多之妇，伤血伤液，皆能成带下之疾。

[**病例 2**] 患者魏某某，女，39 岁，2017 年 11 月 29 日

初诊。

主诉 带下多1月余。现病史：带下多，色黄白，有臭味；纳可，眠可，便干。

四诊信息 舌质暗，苔白腻，脉弦。

中医诊断 带下病，下焦湿热型。

西医诊断 盆腔炎。

治法 清利下焦湿热。

方剂 四妙丸加减。

组成

桂枝10g 茯苓20g 醋莪术15g 牡丹皮10g 黄柏15g 生薏苡仁30g 土茯苓30g 炒苍术20g 白花蛇舌草15g 川牛膝10g 醋柴胡10g 醋香附15g 郁金15g 烫枳实10g 生甘草6g

14副 一日一剂 水煎服

2017年12月13日二诊：服药后，带下量减少，臭味减轻，便通。上方加生白术10g，败酱草15g，14副，一日一剂，水煎服。

2017年12月26日三诊：服药后，白带痊愈，没有臭味，便通。继服上方，14副，一日一剂，水煎服。后访，痊愈。

方药分析 四妙丸功效：清利下焦湿热，主治：下焦湿热型病证，符合本病证。

黄柏清利下焦湿热，桂枝通阳，茯苓利水消肿，莪术、牡丹皮活血散结，生薏苡仁祛湿，苍术燥湿，土茯苓清湿热，白花蛇舌草清热解毒，牛膝引药下行，甘草解毒，调和诸药。柴胡、香附、郁金舒肝散热，枳实行气。

跟师体会 景教授治疗盆腔炎，根据辨证为下焦湿热，应用四妙丸加减治疗，病人很快痊愈，疗效满意。

[**按语**]《诸病源候论·妇人杂病诸候·带下候》提出"带下病"之名。《素问玄机原病式·附带下》曰：故下部任脉湿热甚者，津液涌而溢，已为带下。《傅青主女科·黄带下》曰：妇人有带下而色黄者，宛如黄茶、浓汁，其气腥秽，所谓黄带是也。夫黄带乃任脉之湿热也。

[**病例3**] 患者张某某，女，28岁，2018年3月28日初诊。

主诉 白带多稠、小腹坠痛3周。现病史：患者白带量多，无味，面色㿠白，小腹坠痛，纳可，便通。

四诊信息 舌质暗红，苔白厚，脉滑缓。

医学检查 B超：盆腔积液。

中医诊断 带下病，为湿阻带下型。

西医诊断 阴道炎。

治法 健脾益气，除湿止带。

方剂 完带汤加减。

组成

党参30g 茯苓20g 炒苍术20g 白芍15g 覆盆子15g 盐车前子20g 陈皮10g 败酱草30g 土茯苓15g 醋三棱15g 乌药16g 黑芥穗10g 盐小茴香15g 山药20g 当归15g 怀牛膝10g 生甘草6g

10副 一日一剂 水煎服

2018年4月11日二诊：服药后，白带明显减少，小腹已不坠痛。上方加炒白术20g, 10副, 一日一剂, 水煎服。

2018年4月25日三诊: 服药后, 白带痊愈, 小腹痛已愈。继服上方, 巩固治疗, 7副, 一日一剂, 水煎服。后访, 痊愈。

方药分析 完带汤功效: 补气祛湿, 疏肝健脾。主治: 脾虚肝郁带下。符合本病证。

党参补气健脾止带, 茯苓利水渗湿止带, 苍术祛湿健脾止带, 山药健脾补肾, 覆盆子补肾健脾止带, 车前子利水健脾止带, 败酱草清下焦湿热止带, 小茴香、乌药温下焦止带、理气, 怀牛膝引药下行, 当归补血止带, 土茯苓祛湿止带, 白芍养血调经, 陈皮行气健脾, 黑芥穗发散风寒, 生甘草调和诸药。

跟师体会 景教授应用完带汤加减加少腹逐瘀汤, 利湿健脾, 补中温中兼少量清热祛湿, 治疗带下病疗效独特。

[按语]《女科经纶·带下门》引缪仲淳云: 白带多是脾虚, 脾伤则湿土之气下陷, 是脾精不守, 不能输为荣血而下白滑之物。《万氏妇人科》: 白带者, 时常流出清冷稠粘, 此下元虚损证也。《丹溪心法》认为带下过多与湿痰有关, 主张燥湿为先, 佐以升提。《女科摄要》提出带下过多, 乃由脾胃亏损, 阳气下陷所致, 主张健脾升阳止带。《傅青主女科·带下》认为带下俱是湿证, 创完带汤。

三十六、闭经（7 例）

[**病例 1**] 患者商某某，女，45 岁，2018 年 5 月 9 日初诊。

主诉 闭经半年。现病史：闭经，汗出，失眠，易醒，尿频，便秘，烦躁，周身乏力。

四诊信息 舌质暗红，苔白，脉沉细无力。

中医诊断 闭经，为肝肾不足型。

西医诊断 更年期综合征。

治法 滋补肝肾，滋阴降火。

方剂 六味地黄丸加减。

组成

百合 20g　熟地黄 30g　酒山茱萸 15g　牡丹皮 10g　炒山药 20g　泽泻 15g　浮小麦 30g　麻黄根 9g　菟丝子 15g　生牡蛎 30g　防风 10g　生白术 15g　生黄芪 30g　党参 30g　醋五味子 10g　麦冬 15g　郁金 20g　制巴戟天 15g　川牛膝 10g

14 副　二煎水服　一日一剂

2018 年 5 月 23 日二诊：服药后汗出减少，睡眠好转，烦躁减轻，大便仍稍干。上方加肉苁蓉 20g，柏子仁 15g，14 副，一日一剂，水煎服。

2018 年 6 月 6 日三诊：服药后月经来了 2 天，量不多，但精神状态好。效不更方，继服巩固上方。14 副，一日一剂，水煎服。

后访痊愈。

方药分析　六味地黄丸功效：滋补肝肾，滋阴清虚火。主治：肝肾阴虚证。符合本病证。

熟地滋补肾精，山茱萸补肝肾阴，山药补脾肾，丹皮凉血清虚火，泽泻利湿防滋腻，百合固肺，浮小麦、麻黄根固表止汗，菟丝子、巴戟天补肾阳，防风祛风止汗，黄芪、党参补气收敛，五味子、麦冬补阴收敛。

跟师体会　景教授对更年期病人基本每天都诊治几位。准确辨证使用六味地黄丸补肝肾配合益气固表、敛阴止汗的牡蛎散加减，收到很好疗效。我牢记且应用于临床。

[按语]《灵枢·邪气脏腑病形》指出：肾脉微涩为不月。《素问·评热病论》指出：有病肾风者，月事不来；月事不来者，胞脉闭也。《傅青主女科》指出"经本于肾""经水出诸肾"的观点，从肾治疗虚证闭经。

[**病例 2**]　患者历某某，女，26 岁，2018 年 1 月 3 日初诊。

主诉　闭经 3 个月。现病史：小产后闭经，周身疲劳乏力，怕风腰疼，心烦急躁。

四诊信息 舌质淡，舌苔花剥黄白，脉沉弱。

中医诊断 闭经，为肾虚气血亏虚型。

西医诊断 月经不调。

治法 补肾填精，养血调经。

方剂 益肾调经汤加减。

组成

熟地黄 30g 白芍 20g 当归 20g 川芎 15g 陈皮 15g 盐补骨脂 15g 菟丝子 15g 酒山茱萸 20g 乌药 15g 生艾叶 6g 干姜 10g 益母草 20g 墨旱莲 15g 酒女贞子 15g 续断 15g 紫河车块 5g 桑寄生 30g 生杜仲 15g 桂枝 15g

14 副 一日一剂 水煎服

2018 年 1 月 17 日二诊：服药后，腰痛减轻，感觉疲乏无力缓解。上方加党参 30g，麦冬 15g，五味子 10g，14 副，一日一剂，水煎服。

2018 年 1 月 31 日三诊：服药后，月经来了，但色浅量少。上方去益母草、生艾叶、陈皮，继服 14 副，一日一剂，水煎服。后访，服药后，月经基本每月都来，量时多时少。

方药分析 益肾调经汤功效：补肾精，养气血。主治：肾虚气血不足证，符合本病证。

菟丝子、墨旱莲、盐补骨脂、紫河车块补肾，桑寄生、生杜仲、续断补肾强筋骨，乌药温肾散寒，干姜温中散寒，桂枝温阳通脉，艾叶暖宫，酒女贞子、山茱肉、当归、麦冬、熟地黄、白芍补养阴血，川芎、益母草活血化瘀，五味子收敛，滋肺肾阴。

跟师体会 闭经临床女性多见，景教授应用补肾养血温肾

暖宫药物治疗，考虑全面，配合活血不留瘀，防止小产后血瘀。更主要考虑小产后雌激素水平下降，故补肾同时加入紫河车，血肉有情之物，收到良好的疗效。

[按语]《兰室密藏》曰：妇人脾胃久虚，或形羸气血俱衰而致经水断绝不行。《金匮要略·妇人杂病脉证并治》指出：因虚、积冷、结气是经水断绝即闭经的病因。《仁斋直指方·妇人论》曰：经脉不行，其候有三，一则血气盛实，经络遏闭；一则形体憔悴，经脉涸竭；一则风冷内伤，七情内贼以致经络痹满。精血匮乏，源断其流，冲任失养，血海不足致闭经。

[病例 3] 患者纪某某，女，46 岁，2017 年 12 月 13 日初诊。

主诉 闭经 3 个月。现病史：闭经，潮热，汗出，盗汗，烦躁易怒，便秘，头目眩晕，腰酸腿软。

四诊信息 舌质暗红，苔白，脉弦。

中医诊断 闭经，为肝肾不足型。

西医诊断 更年期综合征。

治法 滋补肝肾调经。

方剂 左归丸加减。

组成

熟地黄 30g　酒山茱萸 15g　炒山药 20g　茯苓 20g　百合 30g　生龙骨（先煎）30g　生牡蛎（先煎）30g　浮小麦 40g　乌枣 12g　当归 20g　桑椹 20g　酒女贞子 15g　墨旱莲 15g　炒决明子 20g　酒肉苁蓉 30g　川牛膝 10g　烫枳

实 12g

7 副　一日一剂　水煎服

2017 年 12 月 20 日二诊：服药后汗出、烦躁、潮热减轻。上方加元参 30g，泽泻 15g，14 副，一日一剂，水煎服。

2017 年 12 月 27 日三诊：服药后心烦、急躁潮热、汗出基本消失，月经来一次，量少。继服上方 14 副。后访痊愈。

方药分析　左归丸功效：滋补肝肾，填精益髓。主治：肝肾真阴不足证。符合本病证。

熟地、桑椹、女贞子、肉苁蓉、山萸肉滋补肾阴，山药、旱莲草滋补肾阳，茯苓健脾补肾，生龙骨、生牡蛎收敛，浮小麦敛汗、炒决明子、枳实通大便。

跟师体会　左归丸为常用药物，景教授辨证治疗闭经，选用左归丸是根据病人肾阴虚不足，出现的头晕眩、腰膝酸软、闭经等证。

[按语] 精气未充，天癸亏乏不能应时泌至则冲脉不盛，任脉不通而闭经，肾气亏损，精血匮乏，源断其流，冲任失养，血海不足闭经。《兰室密藏》曰：夫经者，血脉津液所化，津液既绝，为热所烁，肌肉消瘦，时见渴燥，血海枯竭，病各曰血枯经绝。

[病例 4] 患者葛某，女，34 岁，2017 年 7 月 19 日初诊。

主诉　闭经 3 个月。现病史：闭经，体胖，急躁易怒，纳可，便通，睡眠好，痰多，胆怯，失眠多梦。

四诊信息　舌质暗，苔白厚，脉弦滑，尺弱。

医学检查　化验示雌激素水平低、孕激素低，B 超示多个卵泡不成熟。

中医诊断 闭经，为肝郁肾虚型。

西医诊断 多囊卵巢综合征。

治法 疏肝健脾，理气化痰。

方剂 柴胡疏肝散加温胆汤加减。

组成

柴胡10g　醋香附15g　郁金20g　合欢皮15g　合欢花10g　当归20g　川芎15g　紫河车块6g　桂枝15g　补骨脂15g　生姜15g　丹皮10g　法半夏9g　竹茹10g　陈皮15g　茯苓20g　烫枳实10g　益母草30g　生甘草6g

14副　一日一剂　水煎服

2017年8月3日二诊：服药后急躁易怒平稳。上方加覆盆子20g，14副，一日一剂，水煎服。

2017年8月10日三诊：服药后急躁易怒已好，腰部自觉有劲，月经已来一次，时间只一天，量少。上方加菟丝子15g，14副，一日一剂，水煎服。

方药分析 柴胡疏肝散主治功效：疏肝解郁。主治：肝郁不足证。符合本病证。

温胆汤主治功效：利胆和胃。

柴胡、香附、郁金舒肝解郁，紫河车大补，菟丝子、补骨脂补肾阳，桂枝通温经脉，法半夏、生姜、陈皮、茯苓健脾和胃理气，竹茹清化热痰，补骨脂、菟丝子补肾助阳，甘草调和诸药，益母草活血调经。

跟师体会 西医对多囊卵巢综合征没有特效方法，中医根据辨证分析对证治疗，疗效较好，景教授临床经验丰富。

[**按语**] 多囊卵巢综合征，中医认为脾阳不足，湿气较重，阻塞经络造成运化失司，精微不布，致卵泡发育停滞。肾主生殖，肾阳不足，肾失温煦，推动乏力，致卵泡瘀滞，不能排出，形成多囊卵巢。《金匮要略·妇人杂病脉证并治》认为：虚、积冷、结气是经水断绝即闭经的病因。本案治疗当舒肝郁，补肾阳，滋补肾阴，健脾阳，祛痰湿，活血通络而获效。

[**病例 5**] 患者赵某，女，31 岁，2017 年 7 月 26 日初诊。

主诉 闭经 1 年。现病史：闭经，疲劳乏力，怕冷，腰膝酸软，纳可，睡眠可，便可。

四诊信息 舌质暗，苔白厚，脉沉弱。

医学检查 化验示女性激素低，B 超示子宫发育较小。

中医诊断 闭经，脾肾阳虚型。

西医诊断 卵巢早衰。

治法 温补脾肾、益气填精。

方剂 金匮肾气丸加生脉饮加减。

组成

熟地黄 30g   酒山茱萸 15g   炒山药 20g   牡丹皮 10g
泽泻 15g   茯苓 20g   菟丝子 15g   生杜仲 15g   桑寄生 30g
酒女贞子 15g   墨旱莲 15g   紫河车粉（冲）6g   党参 30g
醋五味子 10g   麦冬 15g   当归 15g   桂枝 15g   黑顺片 10g
干姜 10g   乌药 15g   川牛膝 10g   陈皮 15g

14 副   一日一剂   水煎服

2017 年 8 月 9 日二诊：服药后腰痛、怕冷见好。上方加覆盆子 20g，补骨脂 20g，14 副，一日一剂，水煎服。

2017 年 8 月 23 日三诊：服药后，月经来的量少，色黑。上方去泽泻、黑顺片，加泽兰 15g，14 副，一日一剂，水煎服。后访，月经能按时来潮。

方药分析 金匮肾气丸的功效：温补肾阳，主治：肾阳不足。符合本病证。

用中药治疗，女贞子、熟地、山萸肉、杜仲、菟丝子补肾填精，紫河车血肉之品，含有一定的雌激素，故补肾作用较好，特别是黑顺片、干姜、桂枝补大热大温、补脾肾阳虚，牛膝为引经药补肾，陈皮理气防诸药补而过腻。

跟师体会 卵巢早衰在西医没有可靠的治疗方法，景教授根据辨证，判断其符合中医的脾肾阳虚证，并加用紫河车粉，患者服药后很快痊愈。

[按语]《诸病源候论》认为闭经为"风冷邪气客于胞内，伤损冲任之脉"致病。《陈素庵妇科补解·调经门》提出痰滞、胃虚、津液耗伤引起闭经。《傅青主女科》提出"经本于肾""经水出诸肾"的观点，认为从肾治闭经。《女科切要》曰：肥白妇人，经闭而不通者，必是湿痰与脂膜壅塞之故也。雌激素水平低的疑难病卵巢早衰，中医认为肾阳温煦肾气推动功能低下。《沈氏女科辑要笺正》曰：然禀赋不齐，行止无一定之候，柔软者，年未不惑而先绝。

[病例6] 患者柴某，女，21 岁，2017 年 7 月 12 日初诊。

主诉 闭经 2 个月。现病史：月经经常不规律，时来时闭，近 2 个月未来月经；睡眠可，饮食可，大便通。

四诊信息 舌质暗，苔白，脉弦，尺弱。

中医诊断 闭经，为血虚血瘀型。

西医诊断 月经不调。

治法 补血调经，温通经脉。

方药：四物汤加少腹逐瘀汤加减。

组成

熟地黄 30g　当归 15g　赤芍 15g　川芎 15g　生艾叶 6g 乌药 15g　桂枝 10g　益母草 30g　生蒲黄（包煎）15g　醋 五灵脂 10g　盐小茴香 10g　醋柴胡 10g　醋香附 15g　川木 通 6g　郁金 15g　炙甘草 6g　干姜 10g

7 副　一日一剂　水煎服

2017 年 7 月 19 日二诊：服药后自觉全身温暖。上方加党 参 20g，14 副，一日一剂，水煎服。

2017 年 8 月 3 日三诊：服药后少腹温暖，全身有力气， 月经来一点点，色黑。上方去生蒲黄、五灵脂，继服 14 副药， 继续巩固调理。后访痊愈。

方药分析 四物汤功效：补血调血。主治：血虚、血滞。 符合四物汤的主治证。

少腹逐瘀汤主治功效：温通少腹，温经止痛。

熟地补肾养血，当归、白芍补阴血，艾叶、小茴香、桂枝 温通经脉、祛寒，川芎血中气药活血行气，五灵脂、蒲黄活血 止痛，柴胡引经药，香附、郁金解郁调肝，甘草调和诸药。

跟师体会 患者年龄在 21 岁，经常闭经，多与发育和血 虚、血瘀、肾虚有关，景教授用补血调血的四物汤加温通少腹 逐瘀汤治疗，收到良好的疗效。

[**按语**] 精气未充，天癸亏乏不能应时泌至则冲脉不盛，

任脉不通。伤脾胃，则生化不足，营血亏虚，致肝肾失养，血海亏虚致闭经。肾气不足，亏损。精血匮乏，冲任失养，血海不足致闭经。《陈素庵妇科补解·调经门》提出痰滞、肾虚、津液耗伤致闭经。《金匮要略》提出归芎胶艾汤为此证之鼻祖。《千金要方》提出温辛逐瘀法。

[病例7] 患者张某某，女，45 岁，2017 年 6 月 27 日初诊。

主诉 近3 个月未来月经。现病史：3 个月未来月经，潮热出汗，头晕，心烦急躁，纳食好，易胃胀，烧心，喜热，眠可，乳腺增生，大便通。

四诊信息 舌质红，苔薄，脉弦。

中医诊断 闭证，为肝肾阴虚型。

西医诊断 更年期综合征。

治法 疏肝解郁，滋补肝肾。

方剂 柴胡疏肝散加二至丸加减。

组成

醋柴胡 10g　醋香附 15g　醋五味子 10g　生地黄 30g　当归 20g　赤芍 15g　紫苏梗 15g　炒紫苏子 15g　黄连 10g　醋三棱 15g　制吴茱萸 5g　酒女贞子 15g　墨旱莲 15g　制巴戟天 15g　菟丝子 15g　郁金 20g　全瓜蒌 20g　焦槟榔 15g　合欢花 10g　川芎 15g　枳实 10g　陈皮 15g　生甘草 6g

14 副　一日一剂　水煎服

2017 年 7 月 18 日二诊：服药后潮热汗出，胃胀，烧心已好。上方加益母草30g，14副，一日一剂，水煎服。

2017年8月8日三诊：服药后月经又来，经量少。上方去三棱，继服21副，一日一剂，水煎服。

方药分析　柴胡疏肝散功效：疏肝解郁。符合本病证。

二至丸功效：滋补肝肾阴。符合本病证。

柴胡、香附、郁金舒肝解郁，生地凉血清热，当归补血，黄连清热，吴茱萸温胃，女贞子、山萸肉补肾阴，巴戟天、旱莲草、菟丝子补肾阳，川芎、益母草活血调经。

跟师体会　本病例属于肝肾不足，不能养血，血水匮乏，导致闭经，肝郁化火，心烦急躁。景教授用柴胡舒肝散加二至丸和补肾药物治疗更年期综合征，疗效满意。

[**按语**]《沈氏女科辑要笺正》曰：然禀赋不齐，行止无一定之候，柔软者，年未不惑而先绝。天癸亏乏不能应时泌至则冲脉不盛，任脉不通而闭经……肾气亏损，精血匮乏，源断其流，冲任失养，血海不足闭经。

三十七、消渴证（4 例）

[病例 1] 患者王某某，男，53 岁，2019 年 3 月 12 日初诊。

主诉 糖尿病 20 余年。现病史：糖尿病 20 余年，腿凉，抽筋，阴囊潮湿，痰黏。

四诊信息 舌质暗红，舌苔白腻，脉弦滑。

中医诊断 消渴证，为湿热下注型。

西医诊断 2 型糖尿病。

治法 滋阴清热，利湿健脾。

方剂 三妙丸合温胆汤加减。

组成

葛根 30g　生山楂 30g　天花粉 15g　当归 15g　醋青皮 10g　白芍 30g　法半夏 9g　竹茹 10g　茯苓 20g　陈皮 15g　木瓜 20g　化橘红 15g　地龙 15g　黄柏 15g　川牛膝 10g　马齿苋 20g　火麻仁 20g　柏子仁 20g　生大黄 10g　炙甘草 15g

14 副　一日一剂　水煎服

2019 年 4 月 16 日二诊：服药后，腿抽筋、阴囊潮湿、黏痰都见好转。上方加桑白皮 30g，14 副，一日一剂，水煎服。

2019 年 4 月 30 日三诊：服药后，糖尿病稳定，空服血糖在 6.6mmol/L 左右，阴囊潮湿基本消失。该方去柏子仁、火麻仁、生大黄，继续服药 30 副，一日一剂，水煎服，巩固。后访，血糖一直很稳定。

方药分析 三妙丸功效：利湿清热。主治：湿热下注证。符合本病证。

温胆汤功效：理气化痰，利胆和胃。主治：痰热内扰。符合本病证。

黄柏清下焦湿热，葛根滋阴生津液，天花粉养阴，当归养血，白芍滋阴，化橘红健脾祛湿，地龙活血凉血，马齿苋清热毒凉血，生大黄清热泻下通腑。

跟师体会 本病人湿热在中焦、在下焦，景教授辨证治疗糖尿病多年，临床疗效良好。

[**按语**]《内经》对消渴病初曰"脾瘅"。《素问·奇病论》曰：此肥美之所发也，此人必数食甘美而多肥也，肥者令人内热，甘者令人中满，故其气上溢。转为消渴，治之以兰，除陈气也。由贪食肥甘厚腻食物，肥腻食物摄取过多，水谷精气不能输布而趋下焦，湿热停于中下焦致病。

[**病例 2**] 患者王某某，男，9 岁，2019 年 3 月 13 日初诊。

主诉 糖尿病 1 个月。现病史：疲劳乏力，纳差，便通，口干。

四诊信息 舌质红，苔白腻，脉细滑。

医学检查 糖化血红蛋白6.7%，空腹血糖7mmol/L。

中医诊断 消渴病，为气阴两虚型。

西医诊断 2型糖尿病。

治法 健脾补气，养阴生津。

方剂 补中益气汤加生脉饮加减。

组成

葛根20g　生山楂20g　天花粉10g　蜜桑白皮20g　党参20g　醋五味子10g　麦冬12g　茯苓15g　生白术15g　黄芪12g　柴胡6g　当归15g　陈皮10g　升麻3g　炙甘草6g　甜叶菊2g

14副　一日一剂　水煎服

2019年3月27日二诊：服药后，全身有力气，口干已好。上方加桂枝10g，14副，一日一剂，水煎服。

2019年4月10日三诊：服药后，有力气，纳香，空腹血糖6.2mmol/L。上方继服14副，一日一剂，水煎服，巩固。后访，病情一直稳定。

方药分析 补中益气汤加生脉饮功效：补中益气，补气阴健脾。主治：气阴两虚证。符合本病证。

黄芪、党参、白术、茯苓健脾补气，葛根滋阴生津，桑白皮养肺生津，五味子、麦冬滋阴生津，生山楂消食通脉，柴胡疏肝理气，当归补血活血，陈皮理气化痰，升麻提升正气。

跟师体会 本病人儿童血糖升高，景教授根据辨证为中气不足，脾失健运，用药配伍加减治疗。

[**按语**] 消渴的病机主要在于阴津亏损，燥热偏胜，而以

阴虚为本，燥热为标。《素问》曰：二阳结谓之消，指饮食失节，加先天禀赋，情志等因素，致脾胃中焦运化失司。

[病例 3] 患者祁某某，女，50 岁，2017 年 6 月 14 日初诊。

主诉 甲减 10 年，糖尿病 10 年。现病史：患者头面及全身浮肿，下肢沉重，疲乏无力，怕冷，气短，嗜睡，心悸，面色青白。

四诊信息 舌淡，苔白厚腻，舌边齿痕重，脉滑缓无力。

医学检查 化验甲功 T3：1.0nmol/L、T4：42nmol/L、FT3：1.2pmol/L、FT4：8.2pmol/L、TSH：21mU/L，空腹血糖：8.2mmol/L。

中医诊断 消渴，水肿，辨证为脾肾阳虚型。

西医诊断 糖尿病，甲状腺功能减退。

治法 温补脾肾，利湿通络。

方剂 真武汤合麻黄附子细辛汤加减。

组成

黑附片（先煎）30g 桂枝 15g 生姜 15g 猪苓 30g 白术（生）50g 黄芪 50g 车前子（包煎）30g 补骨脂 20g 川牛膝 10g 泽兰 15g 炙麻黄 10g 防己 15g 香附 15g 细辛 6g 醋三棱 15g 白芍 15g 炙甘草 15g

7 副 一日一剂 水煎服

2017 年 6 月 21 日二诊：患者服药 1 周，后背、下肢及周身水肿消去一半，整个人有精神，嗜睡也减轻，空腹血糖 7.8mmol/L，有点口渴。上方附子改 50g（先煎一小时）加葛根 30g，天花粉 10g，肉桂粉（冲服）1.5g，每日两次，继续服药 7 副，一日一剂，水煎服。

2017 年 6 月 28 日三诊：患者服药后水肿基本消失，怕冷、气短减轻，心悸好转，皮肤有些瘙痒。空腹血糖 7mmol/L。上方加苍术 20g，地肤子 20g，苦参 15g，改制附子 30g，14 剂水煎，每日一剂分两次，水煎服。

制附子（先煎）30g　桂枝 15g　生姜 15g　猪苓 30g　白术（生）50g　黄芪 50g　车前子 30g（包煎）补骨脂 20g　川牛膝 10g　泽兰 15g　炙麻黄 10g　防己 15g　香附 15g　细辛 6g　醋三棱 15g　白芍 15g　山萸肉 30g　炙甘草 15g 葛根 30g　天花粉 10g　肉桂粉（冲服）1.5g　苍术 20g　地肤子 20g　苦参 15g

14 副　一日一剂　水煎服

四诊：患者服药后水肿完全消失，已不怕冷，全身有力气，心悸已好。化验甲功 T3：2.1nmol/L、T4：71nmol/L、FT3：3.3pmol/L、FT4：15pmol/L、TSH：3.5mU/L，空腹血糖：7mmol/L。

方药分析　真武汤功效：温阳利水。麻黄附子细辛汤：助阳解表。主治：脾肾阳虚，水邪泛滥。

黑附子温补肾阳，桂枝温通，生姜温中发汗散寒，猪苓、车前子、泽兰利水活血，白术健脾，黄芪补气，麻黄解表发汗，肉桂粉温肾通络、降血糖，葛根生津，天花粉滋阴，苍术燥湿，苦参杀虫，止痒，炙甘草温中调和诸药。

跟师体会　景教授认为甲状腺功能减退是由于脾肾阳虚，肾虚水泛，脾虚湿盛，肾阳失于温煦，气化失司，甲状腺功能减退。景教授以大量附子配合生姜、桂枝、山萸肉、炙甘草温阳气化同时抵消制附子的毒性，来温补脾肾阳气，使水液代谢得复。

[**按语**] 甲减临床表现属中医"虚劳""虚损"范畴。《内经》曰：精气夺则虚。《金匮要略》提出虚劳病名。《证治汇补·虚损》曰：虚者，血气之空虚也，损者，脏腑之损坏也。景教授认为甲减与肝、脾、肾关系较密切，开始心情抑郁，焦虑，肝脾不和，渐渐地忧思太过伤脾，脾气虚及脾阳虚，渐损肾阳，脾肾阳虚运化失司水湿内停。肾为元阴元阳之脏，肾阳不足不能温煦周身，导致气结、水停、痰阻、食滞、血瘀。脾肾阳虚为甲减之根本。也是影响代谢紊乱的关键。

[**病例 4**] 患者杨某某，男，63 岁，2017 年 6 月 21 日初诊。

主诉 水肿，糖尿病 20 多年。现病史：水肿，多食，疲乏无力，胸闷，双脚麻木，冷疼水肿，咳嗽痰多；糖化血红蛋白 10.6mmol/L，尿微量白蛋白升高，血压 150/90mmHg；每天睡眠 5 个小时，便通。

四诊信息 舌体胖大，舌质暗，苔白厚腻、脉弦滑尺弱。

中医诊断 消渴，水肿，辨证为脾肾阳虚型。

西医诊断 糖尿病并发症。

治法 健脾温补肾阳，利水，化痰祛瘀，活血通络。

方剂 景教授自拟降糖活血通络方。

组成

生桑白皮 50g　　炒牛蒡子 20g　　葛根 30g　　生山楂 30g

茯苓20g　煅海浮石（先煎）30g　胆南星15g　制水蛭5g
绞股蓝15g　生龙骨（先煎）30g　生牡蛎（先煎）30g　桂
枝15g　薤白20g　丹参30g　醋三棱15g　生杜仲15g　天
麻15g　豨莶草30g　浙贝15g　鸡血藤30g　陈皮15g　炙
甘草10g

14副　一日一剂　水煎服

2017年7月6日二诊：患者服药后，自觉脚冷麻与水肿
好转，咳嗽痰少，胸闷减轻。患者走路，感觉地不平。上方加
黑附子15g，肉桂粉（冲服）1.5g，14副，一日一剂，水
煎服。

2017年7月21日三诊：患者服药后脚部冷麻见好，水肿
消失一半，胸闷基本好转，心悸见好，痰少，咳嗽见好。效不
更方，继服14副，一日一剂，水煎服。

2017年8月6日四诊：患者服药后脚麻冷疼基本消失，
心悸、胸闷已愈，糖化血红蛋白7.0mmol/L，尿微量白蛋白
（±），全身无不适。上方去牛蒡子、海浮石、胆南星、浙贝、
薤白，制附子改10g，14副，一日一剂，水煎服，以巩固
疗效。

生桑白皮50g　葛根30g　生山楂30g　茯苓20g　制水
蛭5g　绞股蓝15g　生龙骨（先煎）30g　生牡蛎（先煎）
30g　桂枝15g　丹参30g　醋三棱15g　生杜仲15g　天麻
15g　豨莶草30g　鸡血藤30g　陈皮15g　炙甘草10g　制
附子10g　肉桂粉（冲服）1.5g

14副　一日一剂　水煎服

方药分析　生桑白皮、葛根、绞股蓝清热滋阴降血糖，现

代药学研究，生桑白皮有降血糖作用。生山楂活血通脉，茯苓健脾利水，陈皮健脾，浙贝母、煅海浮石、胆南星化痰止咳、制水蛭降蛋白、活血通络，生牡蛎、生龙骨平肝阳，肉桂粉、桂枝温阳通脉，薤白温通心阳，丹参活血通络，醋三棱活血祛瘀，生杜仲补肾，天麻平肝阳降压，豨莶草降压，鸡血藤活血通脉祛麻木，炙甘草益气补中，祛痰止咳，调和药性。

跟师体会 本病例糖尿病，并发周围神经病变，景教授自拟方治疗，健脾温阳利水，化痰祛瘀活血通络，临床收到很好疗效。

[**按语**] 糖尿病《黄帝内经》命名为"消渴""消瘅"等。《黄帝内经》曰：甘美肥胖，易患消渴。《古今录验方》曰：渴而饮水多，小便数，无脂似麸片甜者皆是消渴症也。王涛说：尿闻水果气，尝之有甜味诊为消渴。《外台秘要》曰：夫消渴者，每发小便至甜，医者多不知其疾。2 型糖尿病的发病，以气阴两虚居多，到中后期，合并代谢紊乱，多兼有痰有瘀阻络。造成虚实夹杂，痰瘀阻滞经络，使气血、水液不通，所以治疗要随病情，既辨病又辨证。

三十八、尿床（1例）

[病例 1] 患者鲁某某，女，21 岁，2019 年 3 月 26 日初诊。

主诉 尿床 2 年。现病史：尿床，月经后期，怕冷，白带多，急躁。

四诊信息 舌质暗，苔白厚腻，脉滑尺弱。

中医诊断 尿床，为脾肾阳虚型。

西医诊断 遗尿。

治法 温肾健脾，固涩止遗。

方药 桑螵蛸散加鹿茸补涩丸加减。

组成

党参 20g　炒山药 30g　桑螵蛸 15g　烫枳实 10g　当归 15g　菟丝子 15g　生黄芪 20g　鹿角霜 10g　石菖蒲 15g　远志 15g　生牡蛎 30g　莲子肉 12g　茯苓 20g　肉桂 5g　甜叶菊 3g　炙甘草 10g

14 副　一日一剂　水煎服

2019 年 4 月 9 日二诊：服药后，尿床减少，怕冷好转，白带少。上方加白术 15g，14 副，一日一剂，水煎服。

2019 年 4 月 23 日三诊：服药后，已基本上不尿床，病人很高兴，白带已消失，不太怕冷。效不更方，继服上方 14 副，一日一剂，水煎服。后访，尿床痊愈。

方药分析 桑螵蛸散功效：固肾摄纳止遗。鹿茸补涩丸功效：温肾固涩。主治：肾虚遗尿等证。符合本病证。

桑螵蛸补肾、固精缩尿，山药补脾肾，当归补阴血，菟丝子补肾阳，黄芪补气，鹿角霜补肾阳，甘草调和诸药。石菖蒲、远志开窍宁神、交通心肾，茯苓健脾利湿，肉桂温通，生龙骨镇静安神，莲子肉固精益肾。

跟师体会 景教授治疗本病人选用桑螵蛸散加鹿茸补涩丸加减治疗，补肾收涩固权，健脾，补益气血，病人用药后，遗尿很快痊愈。

[**按语**] 《医方集解·收涩之剂》曰：此足少阴，手足太阴经药也。虚则便数，故以桑螵蛸补肾固之。本例脾肾阳虚，膀胱虚寒，小便频数遗尿，小腹怕冷，治当温肾、祛寒、收涩、止遗。

三十九、淋证（3 例）

［病例 1］患者李某某，女，49 岁，2018 年 9 月 5 日初诊。

主诉 尿急、尿频、尿痛 3 天。现病史：尿急，尿频，尿痛，便秘，尿常失禁，化验示红白血球（＋＋）。

四诊信息 舌质红，苔薄黄腻，脉弦滑。

中医诊断 热淋证，为下焦湿热型。

西医诊断 泌尿系感染。

治法 清热利湿，利尿通淋。

方剂 八正散加减。

组成

木通 6g　萹蓄 15g　瞿麦 15g　白茅根 30g　盐黄柏 15g　川牛膝 10g　苍术 20g　滑石粉 20g　玉米须 15g　车前草 15g　车前子 20g（包）生大黄 6g　生薏米 30g　生杜仲 15g　生甘草 10g

7 副　一日一剂　水煎服

2018 年 9 月 12 日二诊：服药后，尿急、尿频、尿痛减轻。上方加石苇30g，7副，一日一剂，水煎服。

2018年9月19日三诊：服药后，尿急、尿频、尿痛已好。上方去大黄、石苇、木通、瞿麦、黄柏、滑石，巩固1周，7副，一日一剂，水煎服。

萹蓄15g　白茅根30g　川牛膝10g　苍术20g　玉米须15g　车前草15g　车前子20g　生薏米30g　生杜仲15g　生甘草10g

7副　一日一剂　水煎服

方药分析　八正散功效：清利下焦湿热。主治：下焦湿热淋证。符合本病证。

萹蓄、滑石粉、车前草、车前子、瞿麦利尿通淋、利水道，白茅根清热凉血，黄柏清下焦湿热，生薏米祛湿，大黄通腑泻热，杜仲补肾，玉米须清利水道，甘草调和诸药。

跟师体会　热淋证下焦湿热型，景教授用八正散加减治疗，临床疗效很好很快，病人很快痊愈。

[**按语**]《金匮要略·消渴小便不利淋病脉证并治》曰：淋之为病，小便如粟状，小腹弦急，痛引脐中。淋者，淋滴不尽，如雨淋而下。《诸病源候论·诸淋病候》曰：诸淋者，由肾虚而膀胱热故也。

[**病例2**]患者魏某某，女，66岁，2017年12月12日初诊。

主诉　尿频半年。现病史：患者自诉尿频，尤以夜间加重，每小时一次，尿清长；烦躁，纳可，眠可，怕冷，腰酸腹痛，头晕耳鸣，便秘多年。

四诊信息　舌质暗，苔白，脉弦尺弱。

中医诊断　淋证，肾气不固型。

西医诊断　慢性膀胱炎。

治法　温肾祛寒，止遗。

方剂　缩泉丸加右归饮加减。

组成

盐益智仁50g　炒山药30g　乌药20g　生龙骨（先煎）40g　生牡蛎（先煎）40g　桑螵蛸20g　制附子10g　山萸肉15g　熟地30g　杜仲15g　枸杞子15g　肉桂4g　山药20g　炙甘草10g

14副　一日一剂　水煎服

2017年12月26日二诊：服药后，夜尿减少，能憋住尿了。上方加菟丝子30g，14副，一日一剂，水煎服。

2018年1月9日三诊：服药后，夜尿减少为2~3次，能憋大泡尿了。效不更方，嘱服上方14副，一日一剂，水煎服，巩固。后访基本痊愈。

方药分析　缩泉丸功效：温肾祛寒，缩尿。右归饮功效：温补肾阳。主治：下焦虚寒、遗尿症。符合本病证。

益智仁温肾缩尿，山药补肾阳、止遗，乌药温下焦助膀胱气化，龙骨、牡蛎收敛，制附子温暖肾阳，枸杞子、熟地、山萸肉滋补肾阴，杜仲补肝肾、助肾阳、调理冲任、治尿频，山药健脾补肾，肉桂温通，炙甘草调和诸药。

跟师体会　景教授对遗尿、尿频使用缩泉丸加右归饮治疗，以补肾药为主，收到满意的疗效。

[**按语**]《景岳全书·淋浊》指出淋证初起，虽多因于热，

但由于治疗及病情变化各异，或久治未愈，或治疗失当等多种原因，使其又可转为寒、虚等不同证型，从而倡导凡热者宜清，涩者宜利，下陷者宜升，虚者宜补，阳气不固者宜温补命门。

[**病例3**] 患者女，8岁，2017年5月24日初诊。

主诉 尿频1周，每半小时小便一次。现病史：尿频，尿急，尿痛不适，口渴。

四诊信息 舌质红，苔薄，脉滑。

中医诊断 淋证，为湿热下注，湿热蕴结于膀胱。

西医诊断 尿路感染。

治法 清热泻火，利水通淋。

方剂 八正散加减。

组成

石苇10g 滑石粉15g 车前子（包煎）10g 车前草15g 生地黄15g 通草3g 萹蓄10g 大黄3g 灯心草3g 炙甘草5g

3副 一日一剂 水煎服

2017年5月30日二诊：服药后，尿频、尿急、尿痛症状已基本消除，口渴、舌红基本好了。上方加麦冬10g，服3副，一日一剂，水煎服，巩固。后访痊愈。

方药分析 八正散功效：清热除火，利水通淋。符合本病证。

萹蓄草、滑石粉、车前子、车前草、石苇利尿通淋，黄柏清下焦热，生地、麦冬清热凉血滋阴，通草通淋，灯心草清心火、利小便，甘草解毒。

跟师体会　景教授上方对于淋证，湿热内蕴，湿热下注于膀胱，治疗用八正散，清热泻火，利尿通淋。但是此病人是个小孩子，用药时间不能长，量不能太大，防止伤孩子正气，同时要告知孩子平时要多喝水。

[**按语**]《素问·六元正纪大论》谓"淋""淋闷"。淋者淋沥不尽，如雨淋而下。《金匮要略·消渴小便不利淋病脉证并治》曰：淋之为病，小便如粟状，小腹弦急，痛引脐中。《诸病源候论·诸淋病候》曰：诸淋者，由肾虚而膀胱热故也。

四十、不孕症（1例）

［**病例1**］患者徐某某，女，39岁，2019年7月24日初诊。

主诉 结婚10年未孕。现病史：结婚10年未孕，月经基本正常；急躁，腰酸怕冷，疲劳乏力。

四诊信息 舌质暗，苔白，脉细少弦。

中医诊断 不孕症，为肝郁肾虚型。

西医诊断 原发性不孕症。

治法 疏肝补肾促孕。

方剂 景教授自拟舒肝补肾汤加减。

组成

醋柴胡10g　醋香附15g　郁金15g　当归15g　白芍15g　菟丝子15g　党参30g　醋五味子10g　麦冬15g　生地黄30g　老鹳草30g　炒决明子30g　覆盆子20g　怀牛膝10g

14副　一日一剂　水煎服

2019年8月7日二诊：服药后，自觉心情愉悦，腰膝有力。上方加鹿角霜 20g，熟地 20g，茯苓 10g，14 副，一日一剂，水煎服。

2019 年 8 月 21 日三诊：服药后，腰腿已愈。上方加巴戟天 15g，枸杞子 15g，14 副，一日一剂，水煎服。嘱连续服药 6 个月。

醋柴胡 10g　醋香附 15g　郁金 15g　当归 15g　白芍 15g　菟丝子 15g　党参 30g　醋五味子 10g　麦冬 15g　生地黄 30g　老鹳草 30g　炒决明子 30g　覆盆子 20g　怀牛膝 10g　鹿角霜 20g　熟地 20g　茯苓 10g　巴戟天 15g　枸杞子 15g

14 副　一日一剂　水煎服

后访已怀孕。

方药分析　柴胡、香附、郁金疏肝解郁，菟丝子、生地、怀牛膝、覆盆子调补肝肾，党参补中气，当归、麦冬、五味子、白芍滋阴血养肾精。决明子清泄肝火又兼益肾阴，老鹳草善疏通，祛风除湿，通利经脉，诸药配合疏肝理气，清泄肝火，通畅经脉，滋补肾阴肾精，为怀孕疏补通促奠定好基础。

跟师体会　景教授根据病人肝郁肾虚肾精不足，不能怀孕的证型，自拟疏肝补肾汤治疗。病人服药后，症状逐渐改善，连续服药 6 个月，最后一次未来月经，化验尿检早早孕为阳性，停药，服药半年余而孕。

[**按语**]《素问·骨空论》曰：督脉者……此生病……其女子不孕。《神农本草经》紫石英条下记：女子风寒在子宫，绝孕十年无子。《金匮要略·妇人杂病脉证并治》温经汤下说：亦主妇人少腹寒，久不受胎。《诸病源候论》曰：月水不

利无子，月水不通无子，子脏冷无子，带下无子，结积无子，夹疾无子。《傅青主女科》强调从肝肾论治不孕。《圣济总录》曰：妇人所以无子，由冲任不足，肾气虚寒故也。

四十一、阴湿疮（1 例）

[**病例 1**] 患者吕某某，男，58 岁，2018 年 9 月 12 日初诊。

主诉 阴部湿疹 1 个月。现病史：阴部及全身湿疹奇痒难忍，大便黏腻，中耳炎，急躁易怒。

四诊信息 舌质暗，苔白腻，脉弦滑。

中医诊断 阴湿疮，为下焦湿热型。

西医诊断 外阴湿疹。

治法 清利下焦湿热。

方剂 四妙丸加减。

组成

防风 10g　川牛膝 10g　炒苍术 30g　生地黄 30g　荆芥 10g　苦参 20g　当归 20g　烫枳实 10g　蝉蜕 15g　徐长卿 15g　生石膏 20g　制刺猬皮 9g　白鲜皮 20g　地肤子 20g　炒薏苡仁 30g　土茯苓 30g　石菖蒲 15g　黄柏 12g　生大黄（后下）10g　生甘草 10g

14 副　一日一剂　水煎服

方药分析　四妙丸功效：清利下焦湿热。主治：下焦湿热证，符合本病证。

苍术燥湿，生地黄凉血滋阴，防风、徐长卿、荆芥祛风止痒，白鲜皮燥湿止痒，苦参杀虫止痒，黄柏清利下焦湿热，甘草解毒，薏米利湿，当归养血活血，枳实破气化痰消积，生石膏清热泻火、收敛生肌，土茯苓清热利湿解毒。

跟师体会　景教授用清利下焦湿热的四妙丸治疗阴囊潮湿，均能药到病除。

[**按语**]　阴湿疮病名，出自清代《外科大成》，类似西医"外阴湿疹"。外阴皮肤红肿增厚，由于日久搔抓致干燥、脱皮、渗出剧痒，缠绵难愈。治疗应清热祛风，利湿止痒，根据具体情况，辨证治疗，可获良效。

四十二、有头疖（1 例）

[**病例 1**] 患者严某某，男，29 岁，2018 年 8 月 29 日初诊。

主诉 臀部疖肿 1 周。现病史：臀部疖肿，红肿热痛；便秘，口苦，咽干。

四诊信息 舌质暗，苔白，脉滑弦。

中医诊断 有头疖，为湿热蕴毒型。

西医诊断 疖疮。

治法 清热解毒，活血消肿止痛。

方剂 仙方活命饮加减。

组成

蒲公英 50g　当归 15g　醋乳香 10g　赤芍 20g　金银花 15g　防风 10g　醋没药 10g　陈皮 10g　白芷 15g　生黄芪 30g　穿山甲粉（冲）3g　天花粉 15g　浙贝母 15g　夏枯草 30g　川牛膝 10g　土茯苓 30g　生甘草 10g

7 副　一日一剂　水煎服

2018 年 9 月 19 日二诊：服药后，红肿热痛均已好多了，便通，口苦消。上方加生地 15g，7 副，一日一剂，水煎服。后访，痊愈。

蒲公英 50g　当归 15g　醋乳香 15g　赤芍 20g　金银花 15g　防风 10g　醋没药 15g　陈皮 10g　白芷 15g　生黄芪 30g　穿山甲粉（冲）3g　天花粉 15g　浙贝母 15g　夏枯草 30g　川牛膝 10g　土茯苓 30g　生地 15g　炙甘草 10g

7 副　一日一剂　水煎服

方药分析　仙方活命饮功效：清热解毒，活血消肿。主治：一切疔疮证。符合本病证。

金银花、蒲公英、败酱草清热解毒，乳香、没药、赤芍、穿山甲粉活血通络、消肿止痛，防风祛风止痒，黄芪补气生肌，浙贝母祛痰通络，夏枯草清热软坚散结，天花粉清热滋阴泻火、排脓消肿，生地清热凉血分之热。全方共同配伍起到清热解毒，消肿止痛，达到治疗疖病疗效。

跟师体会　景教授对疖疮皮肤科之病，用仙方活命饮加减治疗，起到很好的疗效，仙方活命饮为疖痒第一方名不虚传。

[**按语**]《外科理例》曰：疖者，初生突起，浮赤无根脚，肿见于皮肤，止阔一二寸，有少疼痛，数日后微软，薄皮剥起，始出清水，后自破脓出。《外科大成》曰：痤者疮疖也。大如酸枣，赤肿而有脓血。疖病病因多由脏腑蕴热，外感暑湿，湿热主结化毒，发于肌腠而生，治当多清热解毒取效。

四十三、白疕,牛皮癣(银屑病)(1 例)

[病例1] 患者某某,女,30 岁,2017 年 3 月 22 日初诊。

主诉 银屑病 6 年。现病史:近日饮酒、吃辛辣食物反复加重,以小点状成片为主,瘙痒,上半身较多;饮食可,失眠多梦,大便通畅。

四诊信息 舌质红,苔薄黄,脉弦。

中医诊断 白疕,为风热壅盛,壅滞肌肤型。

西医诊断 银屑病,牛皮癣。

治法 清热燥湿,活血凉血,消风祛湿。

方剂 消风散加减。

功效 祛风燥湿,清热养血,活血通络。

组成

生地黄50g 防风 10g 荆芥 10g 炒苍术 30g 生石膏 30g 乌梢蛇 20g 当归 15g 赤芍 15g 白鲜皮 15g 地肤子 20g 苦参 20g 蝉蜕 15g 乌梅 10g 焦栀子 10g 生白术 30g 羌活 15g 牡丹皮 15g 生龙骨(先煎)30g 制远志 15g

7副　一日一剂　水煎服

2017年3月29日二诊：服药后，皮肤瘙痒减轻，皮肤片状缩小。上方加土茯苓15g，7副，一日一剂，水煎服。

2017年4月5日三诊：服药后，皮肤瘙痒大减，皮肤片状缩小明显。上方改赤芍20g，7副，一日一剂，水煎服。后访基本痊愈，嘱禁食辛辣食物。

方药分析　生地凉血滋阴，防风、荆芥祛风止痒，石膏清热，当归养血活血，赤芍、丹皮清热凉血活血，苦参、白鲜皮杀虫止痒。乌梢蛇祛风定痉止痒，土茯苓除湿解毒。

跟师体会　皮肤病西医多用皮质类激素治疗，但中医根据辨证对证治疗，景教授通过多年的临床经验总结在治疗皮肤病方面有独到之处，治疗牛皮癣疗效可靠。

[**按语**]《外科正宗》曰：牛皮癣如牛项之皮，顽硬且坚，抓之如朽木。《诸病源候论·干癣候》曰：干癣但有匡郭，皮枯索痒，搔之白屑出是也。《疯门全书》曰：块如钱，内红外白，刺之无血，白色如银，先发于身，后上面部。银屑病类似牛皮癣、松皮癣有记录。

四十四、痰核病（1 例）

[病例 1] 患者陆某某，女，64 岁，2017 年 8 月 2 日初诊。

主诉 全身脂肪瘤多年。现病史：上下肢及背部大小不等脂肪瘤多个，压之不褪色，皮下滑动，无压痛。

四诊信息 舌质淡红，苔白厚，脉滑。

中医诊断 痰核，痰湿凝结型。

西医诊断 脂肪瘤。

治法 健脾益气，理气化痰，软坚散结。

方剂 消瘰饮加减。

药物

夏枯草 30g　连翘 20g　蒲公英 30g　浙贝母 15g　生地 30g　当归 15g　玄参 15g　天花粉 15g　枳壳 10g　生牡蛎（先煎）30g　生黄芪 50g　丹参 30g　海藻 20g　生山楂 30g　昆布 20g　郁金 20g　车前子（包煎）20g　鸡血藤 30g　土鳖虫 10g　醋三棱 15g　皂角刺 15g

14 副　一日一剂　水煎服

2017年8月16日二诊：服药后，脂肪瘤明显变软，个别见小。上方改海藻、昆布各30g，继服14副，一日一剂，水煎服。

2017年8月30日三诊：服药后，脂肪瘤大多消失，变软变小很明显。上方加白芥子15g，14副，一日一剂，水煎服。后访服药后，脂肪瘤基本消失了。

方药分析 消瘰饮功效：化痰消肿，软坚散结。主治：痰凝证。符合本病证。

夏枯草、浙贝母、生牡蛎化痰软坚散结，连翘、蒲公英清热解毒、消肿，丹参、山楂、三棱、鸡血藤、土鳖虫活血通络，当归补阴血，黄芪补气，车前子利水祛湿，皂角化痰消肿通络，海藻、昆布软坚散结化痰核，白芥子清热解毒，温经通络。

跟师体会 景教授根据多年临床经验，结合患者脂肪瘤生长多年特点，应用化痰、软坚散结、活血通络药物治疗，用药近2个月时间，脂肪瘤减小一半。为巩固治疗，仍需继续调治。

[按语]《疡科心得集》曰：附骨痰者，亦生于大腿之侧骨上……致使气不得升，血不得行，凝滞经络，隐隐彻痛。《医学入门》指痰浊阻滞于皮里膜外的一种皮肤病。《丹溪心法》曰：凡人身上中下有块者是痰。《赤水玄珠》论述：食积痰多成痞块、痞满。

四十五、痫证（1 例）

[**病例 1**] 周某某，女，50 岁，2019 年 3 月 13 日初诊。

主诉 面、眼、牙抽 1 年余。现病史：面部、眼部、牙、口抽，颈部抽痛，难受，有时昏不知人，几分钟过后方如常人，急躁易怒，情绪低落；痰多，便干，难入睡。

四诊信息 舌质暗，苔白厚腻，脉弦滑。

中医诊断 痫证，为痰郁扰神型。

西医诊断 癫痫。

治法 疏肝解郁，化痰醒神。

方剂 温胆汤加减。

组成

醋柴胡 10g 黄芩 15g 党参 20g 化橘红 15g 茯苓 20g 胆南星 15g 生姜 15g 陈皮 10g 竹茹 15g 生牡蛎（先煎）30g 丹参 30g 桂枝 15g 生地黄 30g 首乌藤 30g 郁金 20g 醋香附 15g 薄荷 10g 百合 30g 法半夏 9g 烫枳实 10g 僵蚕 15g 全蝎 3g 炙甘草 10g

14 副 一日一剂 水煎服

2019年3月27日二诊：服药后，痰少，面、牙、口抽搐次数减少。上方去薄荷，加地龙10g，14副，一日一剂，水煎服。

2019年4月10日三诊：服药后，基本不抽搐了，病人很高兴，神志清醒。上方去百合、首乌藤。14副，一日一剂，水煎服。后访，病人痫证基本痊愈。

方药分析　温胆汤功效：理气化痰，利胆和胃。主治：胆郁痰扰证。符合本病证。

半夏燥湿降痰，竹茹清热止呕，枳实破气，茯苓利水健脾，薄荷清热舒肝，香附、郁金舒肝利胆，生地凉血滋阴，石菖蒲祛痰醒神，胆南星清肝利胆化痰，陈皮健脾，生姜温中止呕、解毒，化橘红化痰健脾，党参补中健脾，黄芩清热燥湿，僵蚕、全蝎息风止痉、止抽搐，生牡蛎平肝潜阳、镇惊安神。

跟师体会　对于精神神经类疾病，景教授常用疏肝解郁、理气化痰等药物，如温胆汤加减，辨证用药临床上常常收到很好的疗效。

[**按语**]《丹溪心法·痫》曰：无非痰涎壅塞，迷闷孔窍。《古今医鉴·五痫》曰：发则猝然倒仆，口眼相引，手足搐搦，背脊强直，口吐涎沫，声类畜叫，食顷乃苏。痫病由七情郁结，感外邪，惊恐致痰迷心窍，治宜豁痰顺气，平肝火。

四十六、癫证（1 例）

[病例 1] 患者杨某某，女，25 岁，2019 年 8 月 28 日初诊。

主诉 家人代诉，突然惊吓，抑郁 3 天。现病史：惊吓，目光呆滞，独自哭涕，精神紧张，遗尿。

四诊信息 舌质红，舌体胖大，苔薄白，脉弦。

中医诊断 癫证，为肝郁痰扰型。

西医诊断 抑郁症。

治法 疏肝解郁，化痰醒神，开心窍。

方剂 菖蒲郁金汤合柴胡舒肝散合涤痰汤加减。

组成

醋柴胡 10g　醋香附 15g　郁金 20g　石菖蒲 15g　制远志 15g　胆南星 9g　化橘红 15g　川芎 15g　当归 15g　炒神曲 20g　枳实 10g　连翘 15g　桑寄生 30g　法半夏 9g　制巴戟天 15g　竹茹 10g　菟丝子 15g　盐补骨脂 15g　陈皮 15g　生姜 12g　焦山楂 15g

14 副　一日一剂　水煎服

2019 年 9 月 11 日二诊：服药后，神识好转，精神放松，感觉疲劳乏力。上方加党参 15g，白术 10g，去焦山楂、胆南星，14 副，一日一剂，水煎服。

2019 年 9 月 25 日三诊：服药后神志清醒，能正常说话，遗尿已好。上方加合欢花 15g，14 副，水煎服，一日一剂。

醋柴胡 10g　醋香附 15g　郁金 20g　石菖蒲 15g　制远志 15g　党参 15g　化橘红 15g　川芎 15g　当归 15g　炒神曲 20g　枳实 10g　连翘 15g　桑寄生 30g　法半夏 9g　制巴戟天 15g　竹茹 10g　菟丝子 15g　盐补骨脂 15g　陈皮 15g　生姜 12g　白术 10g　合欢花 15g

14 副　一日一剂　水煎服

后访基本痊愈。

方药分析　菖蒲郁金汤功效：化湿痰开心窍。主治：神识时昏时清。符合本病证。

柴胡、香附、郁金舒肝解郁，石菖蒲开窍醒神宁心，远志宁心治失眠，胆南星清胆祛痰，化橘红健脾祛痰散结，川芎活血，当归补血，生龙骨、生牡蛎平肝收敛软坚，惊恐伤肾，故选生杜仲、巴戟天、菟丝子、补骨脂补肾纳气、也治遗尿，陈皮理气健脾，法半夏燥湿化痰，竹茹化痰清热，宁心开郁，生姜调理脾胃，温中止呕。

跟师体会　惊吓比较难治，景教授根据辨证应用菖蒲郁金汤、柴胡舒肝散、涤痰汤配伍补肾纳气药共同治疗此类临床难治病例。

[按语]《灵枢·癫狂》曰：癫疾始生，先不乐，头重痛，视举，目赤，甚作极，已而烦心。得之忧饥，得之大恐，得之

有所大喜。《难经·五十九难》曰：癫疾始发，意不乐，僵仆直视，其脉三部阴阳俱盛是也。明清时期，医家多主张治癫宜解郁化痰，宁心安神为主。《临证指南医案·癫狂》曰：癫，气郁则痰迷，神志为之混淆。《内经》曰：惊恐伤肾。

北京市朝阳区中医药薪火传承
学术经验暨特色技术继承工程

结业论文

景录先教授学术思想继承及临床思想经验总结

学术继承工程批次：第五批中医药学术继承

继承人姓名：马占英

继承人单位：崔各庄社区卫生服务中心

指导老师姓名：景录先

指导老师单位：北京中医药大学

学术继承专业：中医

完成日期：2020 年 3 月

中文摘要

研究目的：学习和继承景录先教授四十多年临证、中医辨证治疗多种常见多发病、疑难杂症的学术思想和丰富的临床经验，用以指导自己的临床实践，提高临床疗效。重点学习景录先教授临床治疗思路方法。

研究方法和内容：通过学习和探讨，挖掘景录先教授临证学术思想，进行深入研究，进而升华成具体临床指导意义的学术理论。通过跟师临证、揣摩、请教，总结老师的临床辨证经验。

研究结果：本论文分两部分。

第一部分：景录先教授个人简介 及学术思想渊源

景录先，女，原籍山西，1952 年生，中医主任医师、教授，曾任北京中医药大学医疗管理处处长、北京中医药大学国医堂门诊部主任；曾兼任中华中医药学会内科学会常委、副秘书长，世界中医药联合会内科糖尿病专业委员会常委，北京中医药学会糖尿病委员，北京医学伦理学会常委、副秘书长，国家自然基金中医科研项目的评审专家，国家食品药品管理局保健品评审专家。

景录先教授 1973 年考入河南中医学院（现河南中医药大学），在校期间得到多位大师级老师的亲自授课和辅导，得其心传口授，良好的学习环境，名师的悉心指导，加之聪颖好学的天资和学医救人的决心，使得景录先教授学习中废寝忘食，奋发专研学习，系统学习中医的四部经典，还自学《难经》《脾胃论》《本草备要》《汤头歌诀》《濒湖脉学》《药性赋四百味》《医林改错》《景岳全书》《医学衷中参西录》《妇人良方大全》《经方要义》《医宗金鉴》等医学经典，使她受益多多，为以后医疗临床等奠定了坚实的理论基础。

1976 年毕业分配到河南豫北医专（现新乡医学院）任中医临床教师，她珍惜中医教师工作，认真备课，虚心向其他老师学习，耐心的给学生讲解中医理论基础并带实践。1979 年调入北京中医学院（现北京中医药大学）一直至今。景教授 1984 年拜东直门医院国医大师吕仁和教授为师，跟随吕老出内分泌门诊、查房，学习糖尿病及其并发症、各种肾病、甲状腺病等疾病的诊治，对吕老研制的清热止消丸、益气止消丸、活络止消丸进行了临床观察总结。对吕老治疗糖尿病的"二五八"方案、"药队论治""三自如意表""以虚定型，以实定候"等经验熟练掌握，使临床水平不断提高。1990 年跟随中国工程院院士王永炎教授临床出诊，学习中医脑病的辨证论治的经验与规范化的诊疗。参加了国家中医药管理局组织《中医医疗事故纠纷的防范与处理》《中医急诊医学》医政管理、医学书籍的编写，参加了全国中医医院急诊必备中成药的遴选与评审工作。并参加了国家中医药管理局组织的中华中医药内科学会主任委员、工程院院士王永炎教授主持起草、编写的《中华人民共和国中医药行业标准》ZY、GB 等工具书如《中医临床治疗术语治法部分》等工作，参加了王院士组织编写的中医药院校高级参考书《中医内科学》等著作的编写。以上这些工作均使她的中医专业水平和医政管理能力得到了很大的提高。景教授还拜北京中医药大学国医堂中医门诊部皮肤科名老中医专家姚高升教授为师，学习常见、多发皮肤病的诊治，如湿疹、荨麻疹、牛皮癣等疾病的诊治。加上自己多年临床经验，形成了自己的诊疗风格，其疗效也非常显著。

景教授 1995 年在中国人民大学行政系硕士研究生班学习结业。景教授在北京中医药大学从事教学、科研、医疗和行政管理工作 30 多年，她一边负责北京中医药大学三个附属医院的医政管理工作，一边出门诊临床为患者诊治，并坚持做医学科学研究，主持承担国家自然基金课题、国家科技"十一五"支撑计划等科研课题 10 多项，出版专业、科普著作 40 多部，发表论文 50 多篇。

景教授治学态度严谨，实事求是，不轻率苟同，不盲目随从，对技术精益求精，一丝不苟。她坚持"学经典，多临床，跟名师"反复学习，潜心钻研中医经典著作。她提倡学习现代西医知识为我所用，西为中用、中西结合。她对常见病、多发病、疑难杂症都有自己独特诊疗方法，并选用名方、经方、自拟方、时方在临床上常相融运用，在辨证精准上应用单味药、对药见奇效。她重视调理脾胃，饮食方法，心理疏导，常对患者指导。她重视中药炮制，注重中药四气五味的应用，认为中医必须要学好中药知识，并灵活地在临床上运用好，才能疗效好。

景录先教授在四十余年行医过程中，对中医内科、妇科、儿科、皮肤科，尤其是在内分泌科的诊治和研究积累了丰富的经验，并形成了自己独特而珍贵的学术思想体系。景教授为人谦和，乐于助人，对病人热忱而耐心负责任，对学生严格要求，倾囊相授，言传身教，堪称医德高尚、医术精湛的中医学界典范。

第二部分：景录先教授学术继承及临床思想经验总结

一、学术思想概述

1. 景录先教授大医精神

景教授医德高尚，医术精湛，以"大医精诚"作为自己行医的准则，并教导弟子学生，医者要先发大慈恻隐之心，普救天下含灵之苦，若有来诊治者，不问贵贱贫富，长幼美丑，如至亲人，皆一心救治。景老师平易近人，和蔼热忱，对每位患者，热情耐心，精益求精，如对一些皮肤疾病，从不嫌弃，仔细观察，一丝不苟，为我们树立了良好的大医师表。

2. 重视《黄帝内经》的研习

《内经》是中医各类学科的基础理论，为中医经典。《内经》阐述从阴阳、五行、脏腑、经络、病因、病机、转归、愈后、调养等方面，是学习中医必须研读的经书。景教授为我们认真讲解，要求多学、学懂，并且要理论联系实际，用经典指导临床。

3. 重视《伤寒论》的研习

《伤寒论》从东汉末年医圣张仲景以来，就成为中医辨证论治的经典。学习中医必须熟读《伤寒论》，按四诊八纲，六经辨证，理法方药，掌握病机，了解经络传变、脏腑的症状进行诊疗。

4. 重视脾胃为后天之本的重要性

脾胃为后天之本，为气机升降出入枢纽，为气血生化之源。景教授治病首选强调固护脾胃，她说："脾胃不强，不能司职运化，药也不能起效，还能治好疾病吗？"所以治病必先调脾胃，或虽然与治病同步也要以调理脾胃为重，不能用伤脾胃之药。

5. 重视肝肾，肾为先天之本

重视肝肾，肾为先天之本，为人体生命活动的源动力，肝藏血，主疏泄，有解毒作用，肝肾同源。四高疾病、心脑血管疾病、脾胃病都与肝肾有密切相关。景老师在治疗各种疾病中都要考虑是否是肾阴不足，相火妄动，或是肝的疏泄、解毒功能出现问题等等。

6. 重视调整肺的重要性

7. 重视内外结合的重要性

8. 治病求本，扶正为先

景老师强调扶正祛邪，达到治疗疾病。《内经》曰："正气存内，邪不可干。"人体各脏腑功能正常，正气强壮，就不会发生疾病。在临床要重视中医的辨证论治，同时也考虑西医的病，病症结合，借助中医四诊延长的手段即西医的各种检查、化验、影像等手段为我所用，衷中参西，使疾病诊断更准确，临床疗效更好。

9. 重视以中医为主，中西结合的重要性

10. 重视辨证论治与辨病结合的重要性

二、临床学术思想及经验总结

1. 景录先教授治疗甲状腺功能减退学术思想及临床医案浅析

甲状腺功能减退（简称甲减），是由于甲状腺激素合成及分泌减少，或其生理效应不足所导致机体代谢降低的一种疾病。按其病因分为原发性甲减、继发性甲减及周围性甲减三类。甲减的发病率有地区差异，碘缺乏地区发病率明显高于碘供给充分的地区，女性甲减病人较男性多见，99%以上甲减为原发性甲减，仅不足1%病例为 TSH 缺乏引起。原发性甲减绝大多数由自身免疫性（桥本）甲状腺炎、甲状腺放射性碘治疗或甲状腺手术所致。先天不足，后天失养，久病失调，引起脾肾阳虚，气血、痰湿、瘀阻所致。β-肾上腺素能的受体减少，LH 分泌量及频率峰值下降，血浆睾酮和雌二醇水平下降，严重的可致性欲减退和无排卵。由于肾脏气化功能受损，导致组织水潴留。甲减使造血功能遭到抑制，严重的出现反射消失，体温降低，呼吸浅慢，心动过缓，血压下低，休克伴有心肾衰竭。

甲减临床表现：怕冷、动作缓慢、精神萎靡、表情淡漠、呆板、面色苍白、贫血、出汗少、语音慢低、心率减低、眼睑水肿、疲乏、嗜睡、智力减退、注意力不集中、反应迟钝、抑郁、消化功能欠佳、体重增加、头晕、便秘、舌体胖大、脉沉，重症可粘液性水肿等。化验甲状腺功能：血清 T3、T4 降低，尤其是血清 FT3 和 FT4 的降低，TSH 增高。

病因病机：甲减临床表现属中医"虚劳"、"虚损"范畴。《内经》曰："精气夺则虚"。《金匮要略》提出虚劳病名。《证治汇补·虚损》曰："虚者，血气之空虚也；损者，脏腑之损坏也"。中医认为甲减与肝、脾、肾关系较密切，开始肝脾不和，心情抑郁，伤肝，渐渐地忧思太过伤及脾，脾气虚及脾阳虚，久则损及肾阳，脾肾阳虚水湿内停。肾为元阴元阳之脏，肾阳不足不能温煦周身，导致气结、水停、痰阻、食滞、血瘀。脾肾阳虚为甲减根本。

临床辩证分型有：1、脾阳虚型；2、肾阳虚型；3、脾肾阳虚型；4、阴阳两虚型；5、痰郁互结型；6、心脾两虚型；7、心肾阳虚型。治疗原则：温补脾肾阳气，根据病情兼以祛湿化痰，活血通络。方剂选：右归丸，真武汤，金匮肾气丸，麻黄附子细辛汤等加减，温补脾肾，益气温阳，温阳通络。

举例病例：祁某某，女，2017 年 6 月 14 日初诊。主诉：甲减 10 年，糖尿病 10 年。现病史：患者头面及全身浮肿，腿部凹陷性水肿，疲乏无力，怕冷，气短，嗜睡，心悸，面色青白，舌淡，苔白厚腻，有齿痕，脉滑缓无力。

中医诊断：糖尿病，浮肿，脾肾阳虚型。

西医诊断：甲状腺功能减退

治法：温补脾肾，益气利水

方剂：真武汤、五苓散、麻黄附子细辛汤加减

组成：附子（黑）30g（先煎）　桂枝15g　生姜15g　猪苓30g　白术（生）30g　黄芪50g　车前子包煎30g　补骨脂20g　川牛膝10g　泽泻15g　麻黄（炙）10g　防己15g　香附15g　白芍15g　细辛5g　肉桂粉1.5g（冲）

7副　每日一剂　分两次水煎服

二诊：患者服药一周后，面、腿及周身水肿消去一半，整个人有精神，嗜睡也减轻，患者有点口渴。上方加葛根30g、锦灯笼6g继续服药7副，一日一剂。

三诊：患者服药后水肿基本消失，怕冷好转，气短减轻，心悸好转，皮肤有些瘙痒。上方加地肤子20g、苦参15g。

7副水煎，每日一剂，分两次水煎服

四诊：患者服药后水肿基本消失，已不怕冷，全身有力气，心悸已好转，化验甲减：T3、T4、FT3、FT4明显上升，TSH明显降低。血糖：6.8mmol/L。

景教授40多年的临床实际，在治疗甲减方面积累了丰富的经验，根据审证求因，辨证施治，对症用药。取得了理想的疗效，使甲减患者很快康复，临床屡起沉疴。

2. 景录先教授治疗甲状腺功能亢进学术思想初探及临证医案浅析

甲状腺功能亢进是人体甲状腺激素分泌较多、代谢加快、出现紊乱的一种疾病，景录先教授根据多年临床经验，应用中医药疏肝解郁、益气滋阴、平衡阴阳的治疗，收到很好的效果。

景教授说："甲状腺功能亢进简称甲亢，是指体内甲状腺

激素分泌过量，进而引起机体神经、循环、消化系统兴奋性增高，以全身代谢亢进为主要特征的疾病。"

我国甲亢患病率以女性为多，女性是男性的 4－7 倍。景老师将甲亢主要分为三大类：（1）原发性甲状腺功能亢进，称毒性弥漫性甲状腺肿，突眼性甲状腺肿，弥漫性伴功能性亢进；（2）继发性甲状腺功能亢进，多结节性伴甲亢；（3）高功能腺瘤。由于甲状腺激素增多，基础代谢增高，血清 T3、T4 升高，使内分泌代谢增强，临床表现有怕热、多汗，以手、足、脸部、颈、胸及腋下明显，疲乏无力，易饥、消瘦，腹泻，心悸、心慌，心烦急躁，失眠等。

中医认为属"瘿证""心悸""汗证""郁证"范围。特别与其中的"气瘿""肉瘿"关系相近。景录先老师说："甲亢与情志忧患、肝郁气结、痰浊凝滞"有关。"情志不遂，肝郁化火，灼伤营阴，肝气乘脾，脾失健运所致"。

甲状腺功能亢进的临床表现有怕热、汗出、多食善饥，易激动、惊恐、急躁易怒、疲劳乏力、体重下降、心慌、气短、心动过速、大便次数增多、失眠、紧张、焦虑、四肢颤抖，女性易月经紊乱或闭经，男子阳痿。舌红，苔薄黄，脉弦数。

景教授将甲亢分为七型：（1）肝气郁结型；（2）阴虚阳亢型；（3）阴虚动风型；（4）气阴两虚型；（5）气虚血瘀型；（6）气滞痰凝型；（7）痰瘀互结型。总之，甲亢的病因病机以肝郁化火、气阴不足、痰浊凝滞。治疗以疏肝解郁、益气滋阴、健脾化痰、软坚散结。方剂一般选择以柴胡疏肝散或逍遥散、生脉饮、大补阴丸等加减。

病例：患者陈某，女，35 岁，2017 年 8 月 2 日初诊。主诉：甲状腺功能亢进 8 个月。现病史：心慌、急躁、兴奋、焦虑、心烦、口苦、手足心热、失眠、消瘦、颈部肿大、手抖、疲乏无力。化验：甲状腺功能血清 T3、T4 高，FT3、FT4 均高，TSH 0.001，转氨酶高。B 超：甲状腺内和甲状腺右叶动脉血流增大，高流速，内部回声密集细小点状强回声。舌质暗红，苔白厚，脉弦数。

辨证：肝郁化火，气阴不足，痰浊凝滞。

治法：疏肝解郁、益气滋阴、健脾化痰、软坚散结。

方剂：柴胡舒肝散、生脉饮、六味地黄丸加减。

组成：醋柴胡 10g　醋香附 15g　黄芩 15g　夏枯草 30g　熟地 30g　酒山萸肉 15g　炒山药 20g　丹皮 10g　泽泻 15g　郁金 20g　桔梗 10g　党参 30g　麦冬 15g　五味子 10g　黄芪 30g　黄精 20g　制鳖甲 15g　炒白术 30g　炒栀子 10g　女贞子 15g　枳实 10g　僵蚕 15g

七副　一日一剂　水煎服

复诊：2017 年 8 月 9 日，患者服药后，心烦、急躁减轻，精神可以集中，稍有体力。刻下：口苦，烦躁，能够做简单家务。

组成：醋柴胡 10g　醋香附 15g　黄芩 15g　夏枯草 30g　熟地 30g　酒山萸肉 15g　炒山药 20g　泽泻 15g　郁金 20g　桔梗 10g　党参 30g　麦冬 15g　五味子 10g　黄芪 30g　黄精 20g　制鳖甲 20g　炒白术 30g　炒栀子 10g　枳实 10g　僵蚕 15g　合欢花 10g　淡豆豉 10g　龙胆草 10g

七副　一日一剂　水煎服

三诊：患者服药后，心慌平稳，能睡眠 6 小时，焦虑减轻，手足心热好转。

组成：醋柴胡 10g　醋香附 15g　黄芩 15g　夏枯草 30g
熟地 30g　酒山萸肉 15g　炒山药 20g　丹皮 10g　泽泻 15g
郁金 20g　桔梗 10g　党参 30g　麦冬 15g　五味子 10g　黄
芪 30g　黄精 20g　制鳖甲 20g　炒白术 30g　炒栀子 10g
女贞子 15g　枳实 10g　僵蚕 15g　合欢花 10g　淡豆豉 10g
赤芍 15g

七副　一日一剂　水煎服

四诊：患者兴奋症状基本平稳，口苦消失，颈部肿胀消
失，心慌好转，手足心不热，化验血清 T3、T4、FT3、FT4 基
本下降，TSH 仍 0.001，转氨酶基本正常。B 超：甲状腺血管
流速基本正常，回声消失。

组成：醋柴胡 10g　醋香附 15g　黄芩 15g　夏枯草 30g
熟地 30g　酒山萸肉 20g　炒山药 20g　丹皮 10g　泽泻 15g
郁金 20g　桔梗 10g　党参 30g　麦冬 15g　五味子 10g　黄
芪 30g　黄精 20g　制鳖甲 20g　炒白术 30g　女贞子 15g 枳
实 10g　合欢花 15g　赤芍 15g　当归 15g

七副，一日一剂，水煎服。继续服药调治，巩固疗效。

景教授治疗甲亢病人是根据病人的临床症状辨证加减，有
好多甲亢病人伴有甲状腺结节，必须注意不能选用含碘的中药
如海藻、昆布、生牡蛎等药物，可选用夏枯草、蒲公英等。

《黄帝内经》曰：精神不进，志意不治，病乃不愈。景教
授在治病的过程中特别重视给病人做心理疏导工作，人的情志
影响疾病的发生、发展与转归。尤其甲亢为身心疾病，首选要
让病人摆脱焦虑与烦恼，心情舒畅才会配合医生的治疗，所以

治疗甲亢屡起沉疴。

景教授在治疗甲状腺疾病有时也配合选用西药，但是对于有些甲亢病人西医明确告知不适合用西药治疗，让其选择一是作 D131 同位素治疗，二是做手术治疗时，这些病人因为害怕不敢选，故来选择中医治疗。对于这些甲亢病人单纯用中医药辨证论治效果非常好，临床症状、检验指标稳定改善，用药时间比西医还要短，而且治好后不易复发。

通过跟师学习，我深感大医的胸怀，景教授为人师表，技术精湛，经验丰富，对来自全国各地的疑难杂症病人和蔼可亲，认真、仔细、耐心的诊治，效如桴鼓，屡起沉疴。对学生要求严格，对理法方药，必须准确严谨。通过跟师学习我收获很大，学会了中医诊治甲状腺疾病的一些基本方法，学会了做人做事、做学问。以后要更加严格要求自己，做景教授一样的中医人。

3. 景录先教授治疗糖尿病学术思想初探及临床医案浅析

糖尿病是体内胰岛素分泌相对、绝对不足或胰岛素抵抗导致糖类、脂肪、蛋白质等代谢紊乱，以高血糖为临床主要表现的代谢障碍综合征。

近年来，随着社会的发展，人们生活水平的不断提高，生活方式的改变，不合理的饮食，体力活动的减少，市场竞争的压力，使糖尿病发病率急剧增加，对人体健康危害巨大。

据中华医学会糖尿病分会公布糖尿病流行病学调查结果，估计我国约有 1.4 亿糖尿病患者，为世界第一糖尿病大国，我国人口基数大，是糖尿病"易感人群"。肥胖多属于枣核型"中心性肥胖"，糖尿病正在处于爆发性流行，成为糖尿病大国。

景教授说："糖尿病发病主要与遗传因素、环境因素、生活方式改变及人口老龄化有关，其中2型糖尿病有家族发病趋势，糖尿病患者直系亲属患病率高，比无糖尿病家族史高4～10倍。""最终是否得糖尿病，很大程度上取决于环境因素及生活方式。"

景教授将糖尿病分为四型：（1）1型糖尿病；（2）2型糖尿病；（3）妊娠糖尿病；（4）其他特殊类型糖尿病等。糖尿病临床表现自古认为有三多一少。即多饮、多尿、多食、消瘦乏力。但是现在也有临床症状不明显者，而且是因为临床别的症状检查才发现已经是糖尿病或糖尿病的并发症期。

WHO提出的糖尿病诊断标准。静脉血诊断标准：空腹 $\geq$ 7.0mg/L 或糖耐量试验服糖后2小时血糖 $\geq$ 11.1mmol/L。糖耐量受损诊断标准：空腹血糖 <7.0mmol/L 及糖耐量试验服糖后2小时血糖 $\geq$ 7.8mmol/L 且小于11.1mmol/L。空腹血糖异常诊断标准：空腹血糖 $\geq$ 6.1mmol/L 且 <7.0mmol/L，糖耐量试验服糖后2小时血糖 <7.8mmol/L。"糖尿病并发症是指在糖尿病状态下临床症状和体征。指高血糖症，胰岛素抵抗、高血压、高脂血症、肥胖等。并发症为常见但是很重要，因为它是严重影响患者的生存和生活质量以及致残致死的主要因素"。WHO对并发症的认识是：糖尿病的症状经过和糖尿病患者的健康与生命预后，大部分是由糖尿病并发症所决定的。糖尿病并发症有：糖尿病足（足部坏疽）、肾病（糖尿病肾功能衰竭、尿毒症）、糖尿病视网膜病变（视物模糊不清、失明）、脑病（脑血管疾病）、糖尿病皮肤瘙痒等。

糖尿病的防治要做的：预防糖尿病要做到"五个要点"，即"多懂点、少吃点、勤动点、放松点、用点药"。即避免大吃大喝，肥甘厚味，做到开朗、豁达、乐观、劳逸结合。

治疗糖尿病要驾好"五套马车"：美国糖尿病专家焦斯林曾提出与糖尿病作斗争的战士，应驾驭由三匹马拖引的战车，那就是饮食疗法、胰岛素疗法和运动疗法。我国提出糖尿病五套马车的治疗原则：（1）糖尿病教育与心理疗法；（2）饮食疗法；（3）运动疗法，坚持体育运动，保持血糖水平正常和体健；（4）药物治疗，在坚持以上 3 项血糖仍没有控制到满意则需要选用适当的口服降糖药或胰岛素及降压、降脂药物；（5）病情定期监测，检查糖化血红蛋白，尿、血，心电图、眼底检测，驾驭好五套马车，糖尿病就能控制好且延缓并发症的发生和发展。

预防糖尿病并发症要实现"五项达标"：让糖尿病人与健康人一样健康长寿，做好五件事，控制好患者的体重、血糖、血压、血脂、血粘度。让他们像正常人一样生活，享受人生，延缓并发症的发生。

选用西药治疗糖尿病得原则：（1）首选口服降糖药；（2）胰岛素治疗；（3）联合用药：单一药物治疗效果差，可选几种药物联合治疗，以达到疗效好，作用强。

糖尿病的病因病机：糖尿病属于中医"消渴"范畴，其病因主要由于先天禀赋不足，情志不畅、饮食不节、六淫化热伤阴，房劳过度，损及肺、脾、肾三脏而发病。中医有"肥满""肝郁""血瘀""食郁""眩晕""湿阻"范围。《黄帝内经》命名为"消渴""消瘅"等。景老师认为：以食郁为核心的六郁导致代谢功能紊乱。六郁指食郁、气郁、血郁、热郁、痰郁、湿郁。《黄帝内经》曰：甘美肥胖，易患消渴。《古今录验方》曰：渴而饮水多，小便数，无脂似麸片甜者皆是消渴症也。王焘说：尿闻水果气，尝之有甜味诊为消渴。《外台秘要》曰：夫消渴者，每发小便至甜，医者多不知其疾。景老师认为：肝郁气滞、血瘀、化热耗阴、津亏为消渴。过度饮食，活动减少，致气、血、热、痰、湿失调，产生代谢功能紊乱。肺为水之上源，肺虚津液不能敷布，故而口渴。肺主气，肺无病则气能管摄津液之精微，精微濡养筋骨血脉，余为溲，肺病则津液无法宣发，精微者随溲下，故饮一溲三。胃主受纳腐熟脾主运化水谷，脾胃受燥热所伤，脾阴不足，口渴多饮善饥。肾为先天之本，为元阴元阳，肾功能失调，开阖固摄失权，精微随小便排出，消渴病病位在肺、胃、肾三脏互相影响，肺燥伤津，脾胃失于濡养，肾精不得滋养，脾胃火盛伤肺胃之津，下耗伤肾阴，阴津不足上灼肺胃。景老师认为：糖尿病病机为阴虚为本，燥热、痰湿、血瘀为标。

《临证指南医案·三消》曰：三消一证，虽有上、中、下之分，不越阴亏阳亏，津涸热淫而已。消渴病日久，则易发生并发症，及阴阳互损，亡阴亡阳，血行不畅，经脉瘀阻。消渴病常病及多个脏腑，影响广泛，可并发白内障、雀目、耳聋、疮疖痈疽、冠心病、眩晕、脑梗死、中风偏瘫、水肿、尿毒症等等。

糖尿病的治疗原则：以滋阴清热，益气生津，化痰祛湿，活血通络。《医学心悟·三消》曰：治上消者宜润其肺，兼清其胃，治中消者宜清其胃，兼滋其肾，治下消者，宜滋其肾，兼补其肺。早期以实为主，治疗以食郁为核心，消食导滞，常用越鞠丸加减，中期以实中夹虚，三仁汤加减，痰热以三黄汤加减，肝胃互结大柴胡汤加减，晚期出现瘀滞脉络瘀阻以活血通脉汤加减。

介绍治疗糖尿病的几种法则：

（1）滋阴清热法：此法符合糖尿病的基本病因病机，多用于糖尿病早期，具体运用要注意辨别阴虚及内热之偏而有所侧重。

（2）益气养阴法：此法宜于糖尿病病久迁延者，正气耗脱而致气阴两虚者。

（3）调补元阴元阳法：糖尿病缠绵难愈，久病必伤肾耗阴，肾为先天之本，主藏精而寓元阴、元阳于一体，肾阴不足则内热，肾气不固，开合失司则小便量多，且水谷精微随尿而排出体外，治疗时应滋补肾脏，历代医家虽多以滋肾论治，但也不乏从温补肾阳论治者。

（4）健脾法：糖尿病的病变虽以肾为关键，但脾胃也非常重要。《内经》中"二阳结谓之消"，主要是指阳明之胃。脾为后天之本，主运化，并为胃行其津液。脾气不足，不能运化转输水谷精微而形体日见消瘦。治疗别忘健脾和胃。

（5）从肝论治法：糖尿病从肝论治，是清代一大创举。首次提出情志失调，肝郁气滞，郁久化火，治以疏肝解热养阴。现代医学研究证明，糖尿病患者常因情绪紧张而使病情加重，这与中医学对糖尿病的认识理论不谋而合。

（6）化痰、祛瘀、解毒、降糖法：邪毒与糖尿病密切相关，邪毒贯穿于糖尿病的始终，也称糖毒，糖毒蕴结是病机的关键。糖毒主要是指各种因素造成脏腑功能和气血运行失常，使机体的生理或病理产物不能及时排出，出现气滞、痰凝、血瘀、湿阻内停，经络阻塞等病理产物，又成新的致病因素。

（7）阴阳双补、回阳救逆法：糖尿病到中后期时，其阴虚愈重，则损伤阳气，阴损及阳，则阴阳俱虚，多以脾肾阳虚为多见。治疗应阴阳双补、回阳救逆。

以上几种治法，既可以单一运用，更多是根据病情两种或三种方法合用。

病例：患者杨某某，男，63岁，2017年6月21日初诊。主诉：糖尿病20余年。现病史：多食，疲乏无力，胸闷，双脚麻木冷疼，咳嗽痰多。糖化血红蛋白10.6mmol/L，尿微量白蛋白升高，每天睡眠5个小时，血压150/90mmHg，大便通。舌体胖大、舌质暗、苔白厚腻、脉弦滑尺弱。

诊断：糖尿病肾病、糖尿病并发周围神经病变

辨证：脾肾阳虚，痰瘀互结。

治法：温阳健脾、化痰祛瘀、活血通络。

方用：景教授自拟方：

方剂：生桑白皮50g　炒牛蒡子20g　葛根30g　生山楂30g　茯苓20g　煅海浮石先煎30g　胆南星15g　制水蛭3g　绞股蓝15g　生龙骨先煎30g　生牡蛎先煎30g　桂枝15g　薤白20g　丹参30g　醋三棱15g　生杜仲15g　地龙15g　黄芪30g　天麻15g　豨莶草30g　鸡血藤30g　炙甘草10g

14副　一日一剂　水煎服

方解：生山楂活血通脉，茯苓健脾利水，煅海浮石、胆南星化痰，制水蛭活血通络降蛋白，生龙骨、生牡蛎、天麻、生

杜仲平肝潜阳降压、安神，桂枝温阳通脉，黄芪补气推动血液循环，薤白温通振奋胸阳，丹参活血通络、丹参一味盛四物，醋三棱活血祛瘀，豨莶草通络降压稳压，鸡血藤活血通络治麻木，水蛭破血逐瘀，地龙息风止痉，炙甘草温中通心阳。诸药共奏降糖、降压、通阳、祛痰、活血、通脉之功效。

二诊，2017 年 7 月 6 日患者服药后自觉脚冷麻好转，仍脚凉，咳嗽痰少，胸闷减轻。患者脚凉冷痛，属肾阳虚寒，血脉瘀阻，上方加黑附子 10g，川芎 12g，怀牛膝 10g，14 副，一日一剂，水煎服。

三诊：2017 年 7 月 21 日患者服药后脚部已基本不太冷麻，胸闷基本愈，心悸也好转。效不更方继服。14 副，一日一剂，水煎服。

四诊：2017 年 8 月 6 日患者服药后脚麻冷疼好转，心悸，胸闷也基本消失，血压 140/86mmHg，糖化血红蛋白降为 7mmol/L，尿微量白蛋白（±），全身无不适，上方去牛蒡子、海浮石、胆南星、薤白加石菖蒲，继服。14 副，一日一剂，水煎服，以巩固疗效。

总结景教授治疗糖尿病的原则：

（1）饮食科学合理，宜清淡，低糖、高维生素食物、荤素搭配，粗细搭配，肉、鱼、蛋类均可食用但有量要求，水果在两餐中间食用，蔬菜每日轮换、多样食用，少食含淀粉的食物，忌食辛辣油炸食品，禁烟酒。

（2）保持心情舒畅，"恬淡虚无，真气从之，精神内守，病安从来"。生活有节，起居有常，心里平衡，多交友，积极参加社会活动，保证良好的睡眠，适当运动。

（3）遵医嘱定期体检，根据病情调整治疗方案。

景教授从事临床治疗糖尿病及并发症 40 余年，有丰富的独特的临床经验与体会，并善于把中医辨证和西医辨病相结合，在总结前人经验的基础上自拟治疗糖尿病及并发症的处方，治疗来自全国各地的糖尿病并发的疑难杂症，效如桴鼓，屡起沉疴。

跟师体会

通过跟随导师景录先教授三年中医临床学习，我更加热爱中医药事业，认识了师承的重要性必要性，学习了中医药治疗中医内科、妇科、儿科、皮肤科特别是对内分泌科系统疾病、糖尿病及其并发症、甲状腺功能亢进、甲状腺功能减退、甲状腺结节、子宫肌瘤、多囊卵巢、乳腺结节、高血压、冠心病、哮喘、咳嗽、中风、消化系统疾病、如浅表性胃炎、萎缩性胃炎、反流性食管炎、反流性胃炎、急慢性肾病、水肿、抑郁、焦虑、失眠、妇科疾病、更年期综合征、男女不孕不育症、肝胆疾病的治疗，亲眼见到景教授治疗病人见效快，立竿见影，起沉疴。我要学习好、传承好景教授的经验，并发扬光大。

小　结

景录先教授毕业于河南中医药大学，主要致力于治疗内分泌系统疾病和内科系统疾病等。我跟师学习期间景教授严格要求认真教授，以大医精诚要求我做一个医德高尚、医术精湛的好中医。跟师主要学习糖尿病及其并发症、甲状腺疾病如甲状腺功能亢进、甲状腺功能减退、甲状腺结节等内分泌疾病诊治的学术思想和临床经验，同时也学习对内科、妇科、皮科方面的疾病治疗方法与经验体会。

通过跟师学习，巩固了我的中医基本功底，我的临床经验、诊疗水平也有了很大的提高。今后我要更加努力学习提高业务能力，为广大患者诊疗服务，减除病痛，更好地弘扬中医药精神，传承中医药事业，为振兴中医药而奋斗。

致　谢

三年时间转瞬即逝，回首拜师之日就像昨天。三年跟师学习中，我非常感谢我的恩师景录先教授，景教授为一代名家，为人师表，医德高尚，医技精湛，和蔼热忱，学识渊博。在跟师出诊、完成作业过程中，学习了师父的做人、做事、做学问，在我临床学习与实践中是极为重要的一段经历，谢谢恩师！

感谢朝阳区卫健委各位领导，中医药科冯传友科长，张蕾老师，中医协会张幸生会长、许还乡秘书长、娅楠、张栋、于佳等为我们提供了一个良好的学习平台，为我们师承工作顺利进行而尽心尽力。

感谢我所在的单位领导——北京朝阳区崔各庄社区卫生服务中心领导孙艳华院长及医务科等，对我们师承工作付出的辛劳汗水，也要感谢我的中医科和同事们对我师承学习的支持。

感谢所有帮助我的人，没有大家的支持和付出也不会有我的收获，我的收获也是大家的收获。今后我会继续努力，将平生所学应用于临床，更好的为患者服务，为医院服务。

个人简介

马占英，毕业于北京中医药大学，中医专业，中医内科主治医师，世界中医药联合会糖尿病专业委员会委员。具有行医36年的临床经验，曾任北京市朝阳区和平医院行政科长、中医综合部主任、社区卫生服务站站长等职，从事过对管理行政、中医科、中药房，推拿按摩科、社区站等科的管理工作。

2010年取得北京市中医管理局中医类别全科医师证书。

2016年3月获得《北京市朝阳区首批中医药专家下基层暨学术经验继承工程中药特色技术传承》传承人称号，拜国医大师金世元教授弟子李京生教授、鞠海教授为师。

2017年3月在拜国医大师金世元教授拜师祖仪式上成为金世元教授再传弟子。

2017年3月《北京市朝阳区中医药专家下基层暨学术经验继承工程》传承人，拜北京中医药大学景录先教授为师。

发表论文：

1. 景录先教授糖尿病学术思想初探及临床医案浅析．世界中医药联合会糖尿病学术会议汇编，2017年9月．

2. 景录先治疗甲状腺功能亢进临证医案浅析．中华中医药杂志，2018年11月．

3. 国医大师金世元教授大黄临床应用学术思想初探．在世界最新医学杂志，2018年11月．

4. 景录先治疗甲状腺功能减退症经验浅析．在中华中医药杂志，2019年9月．

参加学术会议：

1. 2017 年 6 月参加全国名中医聂惠民经方诊治疑难病学术思想培训班。

2. 2018 年 12 月参加世界中医药联合会举办的慢性肾脏病中医高级研修班学习。

3. 2019 年 12 月参加第四届董建华院士脾胃病学术思想传承与创新专题研讨会学习。

4. 2004 年参加教育部中医内科重点学科全国中医内科第六期高级研修班学习。

获奖：

2003 年 7 月出席人民大会堂表彰大会，获得北京市防治非典性肺炎工作先进个人。

临床特长：

临床擅长用中医、中药、针灸、治疗甲状腺结节、甲状腺功能亢进、甲状腺功能减退、糖尿病及并发症，治疗急慢性肾病、冠心病、高血压、胃肠炎、浅表性胃炎、萎缩性胃炎、反流性食管炎、反流性胃炎、肝胆结石炎症、眩晕、中风，咳嗽、面瘫、哮喘、带状疱疹、失眠、抑郁、焦虑、便秘、痛风、月经不调、子宫肌瘤、多囊卵巢、男女不育不孕症、更年期综合征等多发、常见病及疑难杂症诊疗。

参考文献

［1］景录先. 糖尿病防治必读［M］. 北京：中国妇女出版社，2007：2 - 310.

［2］周仲瑛. 中医内科学［M］. 北京：中国中医药出版

社，2007：405 - 415.

［3］陈灏珠，林果为，王吉耀．实用内科学［M］．北京：人民卫生出版社，976 - 1022.

［4］杨玺．甲状腺疾病［M］．上海：上海科学技术文献出版社，2006：138 - 139.

［5］罗云坚，孙塑论．中医临床治疗特色与优势指南［M］．北京：人民卫生出版社，2007：321 - 318.

［6］向南．甲状腺功能亢进合理用药 313 问［M］．北京：中国医药科技出版社，2009：142，144，153.

［7］罗容，金艳，马春，等．金世元教授中药鉴定学学术思想初探［J］．辽宁中医药大学学报，2013，15（12）：146 -147.

师承老师评语：同意出师

师承老师签字：景录先
2020 年 8 月